ÉTUDE

EXPÉRIMENTALE ET CLINIQUE

SUR L'EMPLOI CHIRURGICAL

DE

L'IODOFORME

PAR

LE DOCTEUR Victor MARTIN

ÉLÈVE DU SERVICE DE SANTÉ MILITAIRE

LYON

IMPRIMERIE DE LA PROVINCE

L. DUC & F. DEMAISON

Éditeurs de l'Académie des Lettres de la Province

101, Grande rue de la Guillotière, 101

1882

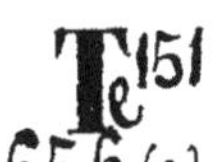

ETUDE EXPÉRIMENTALE ET CLINIQUE
SUR L'EMPLOI CHIRURGICAL
DE
L'IODOFORME

LYON — IMPRIMERIE DE LA PROVINCE.

ÉTUDE

EXPÉRIMENTALE ET CLINIQUE

SUR L'EMPLOI CHIRURGICAL

DE

L'IODOFORME

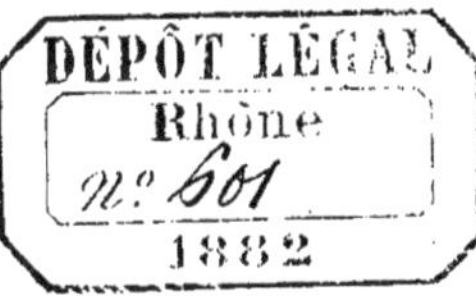

PAR

LE DOCTEUR Victor MARTIN

ÉLÈVE DU SERVICE DE SANTÉ MILITAIRE

LYON

IMPRIMERIE DE LA PROVINCE

L. DUC & F. DEMAISON

Editeurs de l'Académie des Lettres de la Province

101, Grande rue de la Guillotière, 101

1882

INTRODUCTION

Dans ces dernières années, les chirurgiens allemands ont généralisé l'emploi de l'iodoforme comme un antiseptique préférable à l'acide phénique. Cette méthode eut tout d'abord un succès sans égal, l'iodoforme détrôna le pansement de Lister. Mais ce premier engoûment ne fut que de bien courte durée; bientôt on apprenait que l'application de la poudre d'iodoforme sur les surfaces cruentées s'était accompagnée d'accidents toxiques qui étaient allés parfois jusqu'à la mort.

Rechercher si l'iodoforme pouvait procurer l'asepsie des plaies au même titre que l'acide phénique et s'il ne présentait pas en même temps quelques indications particulières ; étudier l'intoxication iodoformique, tel a été l'objet de ce travail inaugural que j'ai fait sur l'instigation de M. le professeur L. Tripier. Qu'il me soit permis de témoigner à notre savant maître, l'expression de ma profonde gratitude pour les conseils qu'il n'a cessé de me prodiguer pendant le cours de mes recherches cliniques et pour les nombreuses marques d'intérêt qu'il m'a données pendant la durée de mes études médicales.

Pour mieux analyser les cas d'intoxication par l'iodoforme, j'ai repris l'étude physiologique de cette substance dans le laboratoire de médecine expérimentale et comparée. Que M. le professeur Chauveau, qui m'a reçu avec sa bienveillance habituelle, accepte l'expression de ma profonde reconnaissance. Grâce à ses merveilleux appareils enregistreurs, j'ai pu étudier quelques points encore inconnus de la physiologie de l'iodoforme.

Que M. le professeur-agrégé Arloing, dont le temps et les conseils ne m'ont jamais fait défaut pendant le cours de mes recherches expérimentales, reçoive également mes sincères remerciements.

Merci enfin à mon ami et collègue Michel, qui a mis gracieusement à ma disposition sa connaissance approfondie de la langue allemande.

PLAN GÉNÉRAL ET TABLE DES MATIÈRES

CHAPITRE III.

DE L'IODOFORME EN CHIRURGIE

Au lieu de réunir dans un dernier paragraphe les conclusions générales, j'ai cru plus utile de les rapprocher des faits d'où elles découlaient.

ERRATA

Dans le cours de l'ouvrage le nom de *Mikulics* a été quelquefois écrit Mikuliez (c'est une simple coquille typographique).

Page 41, ligne 1. — Lire : *gène. De 38°8, la température*, etc.

— 46, — 1 du § 1. — Lire : *iodique* au lieu de *codique*.

— 60, — 15 du § 2. — Lire : *pécuniaire*.

— 87, dernière ligne. — Lire : *11 cas* au lieu de *15*.

CHAPITRE I

NOTIONS CHIMIQUES PRÉLIMINAIRES

En mai 1822, Sérullas, de Metz, appela l'attention des chimistes sur un nouveau composé d'iode, d'hydrogène et de carbone ou hydriodure de carbone.

Cet hydriodure, encore appelé carbide d'iode, iodure de formyle, iodure de carbone, iodure de méthyle biiodé, est surtout désigné dans la science sous le nom d'iodoforme. Dumas en fit connaître la composition en 1834 ; pour ce chimiste distingué, cent grammes d'iodoforme renfermaient :

Carbone	3 gr. 20
Hydrogène	0 33
Iode.	96 47
Total. . . .	100 gr. »

Ce qui, exprimé en formule chimique, donne $C\,H\,I^3$ et représente un iodure de méthyle biiodé, corps analogue au chloroforme qui est un chlorure de méthyle bichloré.

Plus tard, Bouchardat, Clary, Filhol, Mitscherlich, Righini, étudièrent la préparation et les principales propriétés de l'iodoforme.

§ 1. — Propriétés physiques

L'iodoforme se présente en petites paillettes nacrées, d'un jaune citron, friables et douces au toucher.

Pour Sérullas, l'iodoforme, frotté entre les doigts, répandrait une odeur aromatique, légèrement safranée ; mais, à vrai dire, cette odeur est plutôt alliacée et assez désagréable, soit au chirurgien, soit au malade, pour qu'on ait songé à la désinfection de ce médicament. De nombreux procédés ont été indiqués, mais il ne s'agit pas d'une véritable désinfection, au sens propre du mot, car si l'on favorise l'évaporation, son odeur particulière tend à reparaître.

De tous les procédés employés, le plus efficace est celui de la fève de Tonka, que j'ai essayé dans le service de M. le professeur L. Tripier.

Il suffit en effet d'ajouter quelques morceaux de cette fève à la poudre d'iodoforme pour en masquer complètement l'odeur. La fève de Tonka doit cette propriété à un principe cristallisable, volatil et très odorant, la *coumarine*. Les essences de néroli, de vanille, de lavande, de bergamote, etc., remplissent plus imparfaitement le même but.

A l'état solide, l'iodoforme n'a pas de saveur prononcée ; dissous dans l'alcool, il en a une qui est manifestement sucrée.

Sa densité est de 2,05.

La question de solubilité de l'iodoforme est certainement la plus importante et celle qui intéresse le plus le physiologiste ou le thérapeutiste; on cherche encore un dissolvant tout à fait neutre.

D'après Liebig, Thénard et d'autres chimistes, l'iodoforme devrait être insoluble dans l'eau, mais les recherches de Righini ont montré que 1000 grammes de ce liquide à 15° c., en dissolvaient environ 0,20 centigr.

Il est insoluble dans les acides, les alcalis aqueux; en m'occupant de ces questions de solubilité, je n'ai pas réussi également à dissoudre l'iodoforme dans le sérum. Mais il est très soluble dans le sulfure de carbone, dans l'éther, le chloroforme, les huiles grasses et essentielles, l'alcool, l'esprit de bois, l'oléate de soude (Kletzinski).

Sulfure de carbone	1000 g. en dis.	250 gr.	»
Ether	—	143	»
Chloroforme	—	66	60
Huiles	—	41	50
Alcool	—	12	25
Solution oléate de soude à 10 %/0 à 100° c.	—	5	»
Solution oléate de soude à 10 %/0 à 15° c.	—	2	»
Eau à 15° c.	—	»	20

En essayant la solubilité de l'iodoforme dans les huiles grasses et en particulier dans l'huile d'olive, j'ai trouvé qu'elle était plus marquée à chaud qu'à froid. Mais il faut avoir la précaution de chauffer au bain-marie et de ne jamais dépasser 115°, afin d'éviter la décomposition de l'iodoforme.

L'oléate de soude est incapable de rendre des services, au point de vue des injections intra-veineuses, car, comme je l'ai observé, la dissolution de ce sel dans l'eau est trop compacte à une température inférieure à $+ 35°$.

§ 2. — **Propriétés chimiques**

L'iodoforme fond entre 115° et 120°, et se volatilise en partie sans s'altérer, tandis qu'une autre partie se décompose en acide iodhydrique, en iode et charbon. A l'état solide, l'iodoforme n'est pas sensiblement altéré par les rayons solaires, mais lorsqu'il est dissous, la solution, d'abord incolore, ne tarde pas à prendre une couleur rouge-violet intense due à un dégagement d'iode.

M. Humbert a signalé, le premier, en insistant très peu sur les conséquences pratiques, cette influence de la lumière et, pour lui, l'iodoforme y serait, de tous les composés iodiques, le plus sensible.

En préparant des huiles iodoformées, j'ai été étonné de la rapidité avec laquelle cette influence se faisait sentir ; je puis affirmer quelle est instantanée. Il est donc tout naturel que les huiles, le collodion iodoformés tendent à prendre une coloration rouge-intense, si on n'a pas soin de les préparer à l'obscurité et de les conserver dans des flacons brun-foncé qui ne laissent pas passer les rayons violets du spectre solaire.

Une solution alcoolique de potasse décompose l'iodoforme en formiate de potasse et iodure de potassium :

$$CHI^3 + 4\,KHO = 2\,H^2O + 3\,IK + CHO^2K$$

Le chlore le change en chloroforme, l'iode est mis en liberté.

Une solution de nitrate d'argent est indifférente en présence d'eau distillée froide et additionnée d'iodoforme. C'est donc un moyen de reconnaître la pureté de ce produit, qu'il est encore facile de vérifier en se basant sur le degré de solubilité dans tel ou tel dissolvant.

L'iodoforme s'éliminant à l'état d'iodures alcalins et, exceptionnellement, à l'état d'iodates, je ne terminerai pas sans rappeler quelques points essentiels de l'histoire de ces sels.

Pour constater la présence d'un iodure dans l'urine, il suffit d'y ajouter un peu de chloroforme, ou de benzine, ou de sulfure de carbone, puis quelques gouttes d'acide azotique nitreux ; l'iode est mis en liberté et donne avec ces dissolvants, une belle coloration rouge-améthyste qui est détruite, il ne faut pas l'oublier, par un excès d'acide. L'eau chlorée, le perchlorure de fer peuvent remplacer l'acide azotique, mais il ne faut jamais, au lieu de chloroforme ou de sulfure de carbone, se servir d'empois d'amidon, dont la réaction ne se produit que difficilement dans les urines, à cause des matières organiques qu'elles renferment. S'il y a très peu d'iodures alcalins, on n'obtiendra même pas d'iodure d'amidon. Dans toutes mes analyses, j'ai employé de préférence l'acide azotique et le sulfure de carbone :

$$4\,AZO^3\,H + 3\,KI = 3\,I + 3\,AZO^3\,K + AZO + 2\,H^2\,O$$

S'il n'existait que des traces d'iodures, il faudrait préalablement calciner avec de la potasse caustique le résidu de l'évaporation de l'urine, puis neutraliser l'excès de potasse par de l'acide azotique et opérer ensuite comme je l'ai indiqué.

Les iodates sont décomposés sous l'influence des agents réducteurs : acide sulfureux, hydrogène sulfuré, protochlorure d'étain qui donnent l'iodure correspondant.

Mais ici se pose une question toute naturelle : Est-il possible de reconnaître si une urine contient un iodate en même temps qu'un iodure ? Rien n'est plus simple au moyen de l'acide acétique qui est un réactif des plus sûrs pour indiquer des traces d'iodates au milieu d'iodures :

$$2\,C^2H^3O, OH + KI + KIO^3 = 2\,C^2H^3O, OK + HI + IO^3H$$
$$5\,HI + IO^3\,H = 3\,I^2 + 3\,H^2O$$

CHAPITRE II

CONSIDÉRATIONS GÉNÉRALES

ET

RECHERCHES EXPÉRIMENTALES

SUR LES EFFETS PHYSIOLOGIQUES DE L'IODOFORME

Après avoir rappelé les travaux antérieurs sur la physiologie de l'iodoforme, je passerai successivement en revue son action locale sur les plans cutané et muqueux ; son absorption et son élimination ; la manière dont il modifie les sécrétions et excrétions, la circulation, la respiration et les fonctions du système nerveux. Enfin, dans un dernier article d'anatomo-pathologie, j'indiquerai les lésions qu'on trouve à l'autopsie des animaux tués par l'iodoforme.

ARTICLE I. — HISTORIQUE

Après la découverte de Sérullas, l'iodoforme fut tout d'abord étudié au point de vue chimique. L'étude thérapeutique et physiologique de ce médicament ne fut entreprise que plus tard. Bouchardat, dans ses *Recherches sur la végétation, appliquées à l'agriculture* (1846), appela le premier l'attention sur les propriétés anesthésiques de l'iodoforme et sur les accidents nerveux qu'il produisait à dose toxique.

En 1856, parut la Thèse de Maitre (Paris, n° 271) ; dans un excellent travail, l'auteur s'est surtout occupé de l'absorption et de l'élimination de l'iodoforme, de son action sur le système nerveux. Presque en même temps, Humbert et Morétin venaient confirmer les résultats de Maitre.

Quelques années plus tard (1863), parurent les recherches, de Righini d'Ollegio, dans son *Iodoformognosie* : l'auteur signala en passant quelques faits nouveaux sur l'absorption et l'élimination de l'iodoforme, et traita plus spécialement des propriétés thérapeutiques. On remarque la même tendance dans les thèses sur l'iodoforme qui furent écrites depuis cette époque ; bien qu'elles renferment toutes un chapitre de physiologie, les auteurs n'ont fait que répéter les expériences antérieures, sans rien rapporter d'original. M. Maillard seul (Paris, 1868) donne quelques indications sur les changements survenus dans le jeu du cœur, après emploi d'iodoforme.

La question en était là, lorsqu'en 1874 et 1877, Binz et Mœller venaient recommander de nouveau l'iodoforme aux expérimentateurs et aux cliniciens. A cet appel, de nombreuses monographies parurent en Allemagne ; nous mettrons surtout à profit celles de Binz et de Hœgyes.

ARTICLE II. — ACTION DE L'IODOFORME

SUR LES PLANS CUTANÉ ET MUQUEUX

§ 1. — Action sur la Peau

Appliqué sur la peau, l'iodoforme, loin de produire de l'irritation, calme les douleurs dont elle peut être le siège. Il y a donc anesthésie locale ; cette anesthésie est bien plus marquée, lorsque l'iodoforme est directement appliqué sur le derme ; dans ce cas elle peut être générale.

Chez des grenouilles plongées dans de l'eau qui renfermait de la poudre d'iodoforme en suspension, Morétin a observé un phénomène assez remarquable : c'est la desquamation de la peau.

§ 2. — Action sur la Muqueuse digestive

Sous l'influence locale de l'iodoforme, la muqueuse digestive perd également de sa sensibilité. Morétin a constaté qu'un suppositoire d'iodoforme, introduit dans le rectum, amenait une insensibilité telle de l'organe que parfois l'acte de la défécation s'exécutait sans que le sujet en eût conscience. Nous verrons plus loin comment Bouchardat, Greenhalgh, Eastlake , Demarquay, Féréol, Laillier ont utilisé ces propriétés anesthésiques locales.

L'iodoforme ne produisant aucune irritation locale, il

est tout naturel d'admettre à priori que l'ingestion de ce médicament ne doit pas troubler les fonctions digestives. La tolérance de l'iodoforme par l'estomac est pourtant expliquée différemment par les auteurs.

Maitre, après avoir pris à l'intérieur, à plusieurs reprises, 20, 30 et 40 centigrammes d'iodoforme n'a observé aucun effet appréciable ; il a éprouvé seulement un peu d'augmentation de l'appétit. Pour Humbert et Morétin, 50 centigrammes donnés à un chien occasionnent des nausées, des vomissements et de la diarrhée. Enfin pour Righini, l'administration de ce médicament, à la dose de 3 grammes par jour, à l'intérieur, ne donne lieu à aucun effet d'intolérance.

En présence de ces affirmations contradictoires, j'ai institué sur le chien plusieurs expériences qui m'ont toutes démontré que l'iodoforme n'apportait aucun trouble dans les fonctions digestives, à la dose de 4 grammes ; à 8 grammes, je n'ai remarqué que des nausées, mais jamais des vomissements et de la diarrhée.

Expérience

Chien de 12 kilog. 500 ; à la diète depuis un jour et demi. Il avale trois boulettes de viande crue renfermant en tout 4 grammes de poudre d'iodoforme. Aucun phénomène d'intolérance ; pas de nausées, pas de vomissements.

Trois heures après, il avale de nouveau trois boulettes de viande crue renfermant encore 4 grammes d'iodoforme. Quelques nausées, pas de diarrhée.

Le lendemain de l'expérience, les nausées persistent, mais pas de vomissements, pas de diarrhée.

Le surlendemain, tout rentre dans l'ordre ; pas de constipation consécutive.

A l'autopsie de ce chien, mort, neuf jours après, d'une pneumonie, je n'ai pas rencontré d'ulcérations sur les muqueuses stomacale et intestinale, mais çà et là quelques points rouges.

ARTICLE III.—ABSORPTION ET ÉLIMINATION

§ . 1 — Absorption

L'absorption peut se faire au niveau de la muqueuse digestive ou au niveau des surfaces accidentelles.

A. — *Au niveau de la muqueuse digestive.*

Pour Maitre, l'iodoforme à faible dose, se transformerait en iodures alcalins ; à dose élevée, il serait, pour Humbert et Morétin, absorbé à l'état d'iodoforme ; c'est également l'opinion de M. Gubler, qui admet qu'il passe, en partie, inaltéré, dans les viscères et dans le sang.

Dans son *Iodoformognosie,* Righini expose que l'iodoforme se combine en partie avec les substances protéiques pour former des albuminates solubles qui seraient absorbés comme les peptones, et, pour une autre partie, avec l'amidon des aliments ; cet iodure d'amidon serait probablement un produit de déchet, qui serait expulsé avec les matières fécales.

B. — *Au niveau des surfaces accidentelles.*

L'absorption de l'iodoforme au niveau des surfaces accidentelles a surtout été étudiée en Allemagne, par Hœgyes et Binz. Pour Hœgyes (1879), l'iodoforme en poudre se dissout dans les matières graisseuses des tissus avec lesquels il vient en contact. Sous cet état, l'iode est mis en liberté, et, au sein des tissus vivants, se combine à l'albumine pour constituer un iodure d'albumine qui passerait dans le sang. Cet iodalbumine produirait les mêmes effets que l'iodoforme.

Binz a combattu la théorie de Hœgyes ; pour lui, l'iodoforme toujours dissous dans la graisse, et, quel que soit son mode d'emploi, arrive dans la circulation où il se dissocie, d'où présence d'iode à l'état naissant, qui se combinerait avec les sels et formerait des iodures et iodates. La théorie de Binz est attaquable, car les effets ultimes de l'iodoforme ne sont pas ceux des iodures et des iodates.

Mais quelle que soit la théorie qu'on adopte, il faut se rappeler que l'iodoforme, pour être absorbé, doit être dissous dans la graisse. Plus donc cet élément dominera dans une plaie, plus grande sera l'absorption.

§ 2. — Élimination

Si les transformations de l'iodoforme dans l'organisme sont encore entourées de quelques mystères, leur résultat final est mieux connu. Ce médicament s'élimine à l'état d'iodures alcalins, telle est la loi générale ; ce n'est qu'exceptionnellement qu'on trouve des iodates dans les urines ; quant à l'iodoforme en nature, je ne l'ai jamais rencontré. Mais n'y a-t-il pas d'autres voies d'élimination ? et quelle est de plus sa durée ?

A. — *Voies d'élimination.*

L'élimination n'a pas lieu seulement par les urines ;

on trouve également des iodures, comme l'a démontré Righini, dans la salive, la sueur, les larmes, le lait, le mucus nasal, le flux menstruel, les matières fécales et les eaux de l'amnios. Maitre en a même constaté la présence jusque dans les poils d'un cobaye et les plumes d'un canard ; en un mot, dans tous les organes et les produits de sécrétions. Mais de tous les organes, ce sont les glandes salivaires qui élimineraient le plus d'iodures et le plus longtemps. Du reste, pour Cl. Bernard, après ingestion d'iodure de potassium dans l'estomac, ou l'introduction de ce sel dans le sang, on ne trouverait plus d'iode dans l'urine au bout de 24 heures, mais on pourrait en déceler la présence dans la salive pendant trois semaines.

Si, comme l'admettait Righini, les eaux de l'amnios, après l'emploi de l'iodoforme, renfermaient des composés iodés, il y aurait passage d'iode dans la circulation placentaire, d'où un danger plus ou moins grand pour le fœtus.

Gussenbauer s'est élevé contre cette affirmation de Righini, et, à l'appui de sa cause, il rapporte un exemple des plus convaincants. Une malade de sa clinique, soumise au pansement à l'iodoforme, avorte 13 jours après l'opération ; quoique l'on eût préalablement trouvé de l'iode dans les urines, les recherches chimiques d'Hofmeister en démontrèrent l'absence dans le placenta.

Mais, dans toutes ces analyses d'urine, il faut avoir grand soin de manipuler avant la fermentation ammoniacale qui détruit la coloration améthyste, décelant la présence des iodures ; sans cette précaution indispensable, on s'expose à de graves erreurs. Comment expliquer ce phénomène ? Les microorganismes, développés par la fermentation, auraient-ils la propriété de fixer l'iode ?

B. — Durée.

La durée de l'élimination varie suivant que l'iodoforme a été employé à l'intérieur ou à l'extérieur.

Après ingestion de doses inférieures à 40 centigrammes, Maitre a constaté, deux heures après, des iodures alcalins dans l'urine ; il a fallu près de trois jours pour que tout fût éliminé. A doses plus fortes, l'élimination est de bien plus longue durée que ne le croyait Maitre. Dans le cours de mes recherches, j'ai souvent constaté cette lenteur dans l'élimination de l'iodoforme ; je rapporte à ce sujet une expérience des plus probantes.

12 juin 1882. — Afin d'étudier les modifications apportées par l'iodoforme dans les différents actes de la respiration et de la circulation, j'administrai à un chien (poids 15 kilogr. 500) un lavement de 4 grammes d'iodoforme dissous dans de l'huile d'olive.

13. — Les urines, traitées par l'acide azotique et le sulfure de carbone, donnent une coloration rouge-améthyste caractéristique. Pas d'iodates ; pas de sucre, pas d'albumine. L'analyse a donné, jusqu'au 21 juin, les mêmes résultats, mais avec une intensité qui diminuait progressivement.

4 juillet. — Avant d'instituer une nouvelle expérience sur ce chien, j'analysai les urines, et fus très-surpris de trouver des iodures alcalins ; assez belle coloration améthyste. Pas d'iodates ; pas de sucre ; pas d'albumine.

5 juillet. — Coloration moins marquée.

6 juillet. — Coloration très-faible.

7 juillet. — Pas d'iodures alcalins.

8 et 10 juillet. — Pas d'iodures.

L'iodoforme, donné en lavement à la dose de 4 gr. et en une seule fois, a donc mis vingt-quatre jours pour s'éliminer.

Les quantités d'iodures alcalins ainsi éliminées peuvent être très-fortes : 42 centimètres cubes d'urine recueillie dans la vessie d'un chien tué par 10 grammes d'iodoforme en lavement, renfermaient 0 gr. 0927 d'iode ou 0,121 d'iodure de potassium. Je dois cette analyse à l'obligeance de mon ami Baboin, préparateur de chimie analytique à la Faculté de médecine et de pharmacie de Lyon.

Righini n'admettait pas la présence de l'iode dans les urines, lorsque l'iodoforme avait été appliqué à l'extérieur, ce qui laisserait croire que l'absorption de ce médicament par la peau ou par une plaie était nulle. Moleschott, insistant sur l'apparition relativement tardive des iodures dans les urines, après l'emploi chirurgical de l'iodoforme, crut que cette circonstance seule avait induit Righini en erreur. Les nombreuses analyses que j'ai faites dans le service de M. le professeur L. Tripier, au sujet de l'élimination de l'iodoforme, me permettent d'affirmer que ces deux auteurs ont tort.

De ces analyses, j'ai tiré quelques conclusions que je vais indiquer très-brièvement :

1° Les iodures alcalins apparaissent dans l'urine, quelques heures après l'application du premier pansement.

2° L'élimination persiste tant qu'il y a d'iodoforme, en admettant, bien entendu, qu'il soit plus ou moins absorbé. Après la disparition du dernier pansement, elle existe encore quelques jours ; mais elle est d'une durée bien plus courte que dans l'emploi de ce médicament à l'intérieur ; jamais elle n'a persisté plus de 10 jours.

3° L'intensité de cette élimination est en raison directe de la fréquence des pansements, de l'étendue de la plaie, de sa nature (un ulcère absorbe peu), de l'abondance des éléments graisseux et des liquides sécrétés à sa surface.

Après 15 ou 20 grammes d'iodoforme appliqués sur une plaie résultant de l'excision cruciale d'un anthrax de la nuque, l'analyse quantitative des urines a donné pour résultats : 0 gr. 292 d'iode ou 0,384 d'iodure de potassium pour 1,000 grammes d'urine.

Je crois que l'abondance des liquides sécrétés au niveau des plaies joue également un grand rôle dans l'absorption de l'iodoforme ; seule, elle expliquera que, dans l'intervalle de deux pansements, après avoir constaté, deux ou trois jours de suite, de très légères traces d'iodures, on puisse de nouveau observer une coloration améthyste type.

La cicatrisation diminue l'intensité de l'élimination, parce que simultanément il y a diminution des surfaces d'absorption.

ARTICLE IV. — SÉCRÉTIONS ET EXCRÉTIONS

Sous l'influence de l'iodoforme, la sécrétion urinaire est-elle modifiée ? Nous sommes en présence de théories contradictoires ; pour Maitre, il y aurait ralentissement; pour Franchini, Glover, il y aurait au contraire augmentation bien marquée.

Il m'a été très difficile sinon impossible de rechercher de quel côté se trouvait la vérité ; il était absolument nécessaire que les chiens, soumis à l'expérience, reçussent toujours le même régime, tant au point de vue de la quantité que de la qualité. Je ne l'ai obtenu qu'incomplètement, aussi mes résultats demanderaient-ils une contre-épreuve que le temps ne m'a point permis de faire. Mais malgré cette imperfection relative, j'ai reconnu qu'après un lavement de 4 à 6 grammes d'iodoforme donné à un chien, il y avait tout d'abord une anurie de très courte durée ; les jours suivants, elle était remplacée par un léger degré de polyurie. A doses plus faibles, je n'ai remarqué aucun changement bien notable ; il y aurait eu plutôt ralentissement qu'augmentation de la sécrétion urinaire.

L'iodoforme aurait donc sur le système rénal une action semblable à celle de l'iodure de potassium qui est diurétique à fortes doses et qui n'a pas d'effet bien marqué, à la dose de 1 gramme.

Ce rapport ne doit point nous étonner, puisque l'iodoforme s'élimine à l'état d'iodures alcalins ; il nous frappera bien plus, si nous nous rappelons que le pansement à l'iodoforme est parfois suivi de sécheresse à la gorge, de ptyalisme, de catharre de la pituitaire et d'éruptions cutanées.

ARTICLE V. — ACTION SUR LE SYSTÈME NERVEUX.

A faible dose et à l'intérieur, l'iodoforme est anodin ; mais à doses élevées, variables suivant les animaux, il détermine rapidement des symptômes qui semblent se rapprocher des accidents produits par l'absorption des narcotiques. Employé à l'extérieur, il empoisonne plus difficilement ; nous reviendrons plus tard sur ce point intéressant, quand nous discuterons l'empoisonnement par l'iodoforme, consécutif à son emploi chirurgical.

Maitre a très-bien étudié les manifestations nerveuses qui suivent l'absorption de l'iodoforme ; il les a divisées en deux périodes bien distinctes. La première est caractérisée par un abattement plus ou moins prononcé et une sorte d'ivresse. Les animaux paraissent assoupis, ils restent couchés, et, si on les force à se lever, ils marchent en chancelant ; ils sont incapables de réagir contre la torpeur qui les accable. Si la dose d'iodoforme n'a pas été trop élevée, les accidents se bornent à cet état d'abattement général, et le lendemain, l'animal est ordinairement dans une santé satisfaisante.

Si, au contraire, la dose a été trop forte, les signes de la deuxième période éclatent avec fracas ; aux phénomènes de prostration succèdent alors les symptômes d'une excitation remarquable par son intensité.

L'animal est pris, par accès, de mouvements convulsifs, comme ceux de l'empoisonnement par la strychnine. Puis, on voit bientôt arriver des contractures spasmodiques des muscles du cou et des membres ; on a noté les différentes variétés de tétanos, mais spécialement l'opisthotonos dont Maitre a observé un curieux exemple chez un canard, auquel il avait administré 2 grammes d'iodoforme ; le cou était tellement renversé en arrière, qu'il était devenu horizontal, et que sa face postérieure était couchée sur la colonne vertébrale. En même temps les animaux ont de la photophobie ; ils se cachent dans les endroits les plus obscurs. Dans ces conditions, la mort ne tarde pas à arriver ; les quantités d'iodoforme, nécessaires pour la produire, sont de plusieurs grammes. Pour un cobaye, il en faut 2 grammes ; pour un lapin, 3 ; pour un chien de taille moyenne, 4 : telles sont les doses indiquées par Maitre.

Les résultats de Maitre ont été confirmés par Morétin et Humbert ; ces auteurs ont de plus démontré que l'iodoforme tuait à plus faible dose que l'iode.

Dans ces dernières années, Binz et Hœgyes ont apporté quelques nouveaux éléments à cette question. Binz, tout en admettant l'action narcotique, insiste surtout sur les phénomènes de paralysie générale, avec chute de la température, qui précède la mort. L'iodoforme devrait ses propriétés narcotiques à l'action de l'iode, mis en liberté, sur les centres nerveux.

Pour Hœgyes, ce qui domine l'intoxication par l'iodoforme, c'est encore la paralysie générale et les phénomènes convulsifs, les accidents tétaniques pouvant faire défaut.

Dans le cours de mes recherches expérimentales, j'ai reproduit sur des grenouilles les phénomènes nerveux tels que les avait décrits Maitre ; sur des chiens, j'ai obtenu des résultats qui se rapprochent de ceux que Binz et Hœgyes ont signalés. Je vais résumer quelques-unes de ces expériences qui me permettront de tirer quelques conclusions.

Expérience I

Grenouille. — 2 h. 12. Injection dans le sac lymphatique dorsal de 4 centigrammes de poudre d'iodoforme dissoute dans de l'huile d'olive.

2 h. 42. Immobilité, légère anesthésie, réflexes conservés.

3 h. 10. Excitation. Les membres postérieurs s'étendent en contractures pendant que tout le segment antérieur est animé de mouvements convulsifs qui reviennent par accès.

3 h. 30. Contractures du segment antérieur. Pleurothotonos.

3 h. 40. Mort.

- Expérience II

Grenouille. — De 4 heures à 4 h. 5, immersion du segment postérieur dans de l'huile iodoformée (10/250).

4 h. 15. Immobilité complète, réflexes moins intenses.

4 h. 45. Anesthésie, plus de réflexes, la section des téguments ne réveille aucune douleur et aucun mouvement ; respiration arrêtée, mais battements du cœur fréquents, tumultueux.

4 h. 50. Contractures des membres postérieurs, mais toujours de l'anesthésie.

5 heures. Cornée devient sensible au toucher ; mouvements convulsifs du segment antérieur.

5 h. 15. Contractures générales. Opisthotonos.

5 h. 20. Mort.

Chez la première grenouille, l'anesthésie a donc été incomplète et lente à se produire, tandis que chez la deuxième, la narcose a été rapidement intense ; enfin, la première est morte en 1 h. 28, la deuxième en 1 h. 20. Ces résultats très intéressants sont tout à fait semblables à ceux que M. le professeur agrégé Arloing avait déjà observés, en étudiant l'action du chloral, et qu'il a exposés dans son cours sur les anesthésiques, pendant ce semestre d'été. Ils semblent montrer de prime-abord que l'absorption par les téguments est plus active que par les voies lymphatiques ; mais l'iodoforme n'actionnerait-il pas directement les terminaisons nerveuses ? On obtient des résultats analogues en plongeant des sangsues, des poissons, dans de l'eau qui renferme de l'iodoforme, comme l'ont démontré Bouchardat, Maitre et Righini.

Expérience III

Chien, taille moyenne. — Lavement de 4 grammes d'iodoforme dissous dans de l'huile d'olive émulsionnée avec un jaune d'œuf. Suture en bourse de l'anus. — Après une heure, assoupissement, réflexes conservés. Pas de période d'excitation, pas de contractures.

Le lendemain, je ne note qu'un peu d'assoupissement et du catarrhe des muqueuses.

Expérience IV

Chien (poids 5 kil.). — Lavement de 6 grammes d'iodoforme. Suture de l'anus.

Assoupissement, pas d'anesthésie complète, pas de contractures, mais quelques légers mouvements convulsifs dans le train antérieur.

Le lendemain, assoupissement remarquable, marasme. Catarrhe prononcé de toutes les muqueuses.

Mort dans la nuit.

Expérience V

Chien (poids 7 kil.). — 10 heures. 5 grammes d'iodoforme en lavement. Suture de l'anus.

11 heures. Assoupissement.

1 heure. Assoupissement plus intense.

2 h. 20. Nouveau lavement de 5 grammes d'iodoforme. Réflexes bien moins marqués.

3 h. 20. Excitation passagère bientôt suivie de marasme. Anesthésie incomplète.

3 h. 40. Attaque convulsive ; pas de contracture.

3 h. 52. Mort.

Je n'ai donc jamais observé les contractures tétaniques que Maitre, Humbert et Morétin regardaient comme un symptôme constant de l'intoxication par l'iodoforme, que je n'ai réussi à occasionner qu'à des doses élevées, 6 à 10 grammes, absorbés il est vrai par le rectum ; à 4 grammes, je n'ai jamais constaté les phénomènes de la période d'excitation. Mes résultats se rapprocheraient plutôt de ceux que Binz et Hœgyes ont obtenus : avec ces auteurs, j'admettrais donc que l'intoxication par l'iodoforme s'accompagne parfois de phénomènes de paralysie générale.

ARTICLE VI.—ACTION SUR LA CIRCULATION

ET LA RESPIRATION

S'il était possible de dissoudre l'iodoforme dans un liquide tout à fait neutre, les modifications apportées par ce médicament dans les différents phénomènes de la circulation et de la respiration seraient étudiées avec facilité. Il suffirait, en effet, d'injecter dans une jugulaire une solution d'iodoforme : mais malheureusement ce dissolvant tout à fait neutre est encore inconnu.

J'ai essayé les injections intra-veineuses d'huile iodoformée émulsionnée avec un jaune d'œuf ; elles ont toujours amené la mort au milieu d'accidents qui se rapportaient assez bien à l'intoxication par l'iodoforme. Mais une question se posait tout naturellement : une injection intra-veineuse d'huile d'olive pure et émulsionnée, à quantité égale, s'accompagnerait-elle de manifestations identiques ? L'expérience me prouva que cette injection était mortelle ; je ne pouvais donc plus songer à l'huile iodoformée. Il ne faut cependant pas l'abandonner complètement, mais chercher au contraire si, avec une émulsion plus parfaite, le suc pancréatique, par exemple, on n'arriverait pas au but.

En dernier ressort, je me suis adressé au lavement d'iodoforme, toujours dissous dans l'huile d'olive émulsionnée. Pour rendre l'absorption plus sûre, je mettais préalablement l'animal à la diète, et avais soin de débarrasser le rectum des matières fécales : une suture en bourse pratiquée à l'anus s'opposait à la sortie du lavement.

Ces difficultés expliquent suffisamment que les auteurs qui se sont occupés de la physiologie de l'iodoforme, aient presque passé sous silence les changements apportés dans la circulation et la respiration. A lire la Thèse de M. Décuignières (Paris, 1872), on croirait cependant que Maitre et Maillard les aient étudiés avec grands détails. J'ai parcouru très attentivement le travail de Maitre (Thèse de Paris, 1856) et j'ai été très surpris de ne trouver que deux lignes (page 15) se rapportant à ces changements : « A très forte dose d'iodoforme, la respiration devient agitée, oppressée, la circulation est activée et le cœur bat plus vite. »

M. Maillard (Thèse de Paris, 1868) est tout aussi laconique : « Après avoir absorbé 50 centigr. d'iodoforme en une seule dose, j'ai constaté, dit-il, avec le sphygmographe, la diminution du nombre des pulsations et une tension plus grande. »

Je suis arrivé aux mêmes résultats, mais à des doses de 4 grammes ; à 50 centigrammes, je n'ai rien obtenu d'appréciable. Avec un simple sphygmographe, il me paraît, du reste, bien difficile de pouvoir apprécier de légères variations dans la tension artérielle.

Grâce aux ressources en appareils que je trouvais dans le laboratoire de M. le professeur Chauveau, sous la direction de M. Arloing, qui m'a constamment aidé de ses conseils et gracieusement offert le précieux concours de sa grande habileté expérimentale, j'ai pris quelques tracés des modifications de la circulation et de la respiration et fait des analyses des gaz du sang. Ces expériences m'ont permis de suivre pas à pas les modifications survenues dans la circulation et dans la respiration, après emploi d'iodoforme.

Dans un premier paragraphe, j'expliquerai mes tracés qui nous renseignent sur les modifications d'ordre mécanique et physique ; dans un second paragraphe, je parlerai alors des changements dans les phénomènes intimes de la respiration qui nous sont révélés par l'analyse des gaz du sang et l'étude de la calorification.

§ 1. — Modifications de la circulation et phénomènes mécaniques de la respiration.

Pour étudier ces modifications mécaniques, à l'aide de mes tracés, il me semble préférable de résumer deux expériences qui nous apprendront à la fois les changements survenus dans le jeu de la circulation et de la respiration : nous les ferons suivre de quelques conclusions.

Mais avant de commencer, il est utile de donner quelques indications sur le manuel expérimental.

Un chien est fixé sur la gouttière à expériences. On applique sur le bout central d'une carotide une canule qui communique à la fois avec un manomètre à mercure et un sphygmographe enregistreurs. Un pneumographe indique la courbe de la respiration ; enfin un tambour à levier enregistre les secondes battues par un métronome. L'appareil enregistreur me permet donc d'étudier simultanément la pression artérielle, le pouls, la respiration et le temps.

Expérience 1

Chien de 15 kil. 500. — On recueille une certaine longueur de tracés pour juger de l'état normal. (Figure 1, p. 35).

La tension moyenne est représentée par 0^m 112 de mercure ; 140 pulsations à la minute ; mouvements respiratoires normaux, 20 à la minute.

Lavement de 4 grammes d'iodoforme.

Le premier phénomène qu'on observe est la diminution des pulsations : après 5 minutes, on n'en compte plus que 98 à la minute. Ce phénomène s'accentue de plus en plus : en même temps, la pression tend à s'élever et la respiration à devenir moins ample. La ligne de pression dans son ensemble est régulière ; aux minima prononcés, correspondent des accélérations passagères du cœur.

Après 53 minutes, la pression moyenne (Figure 2) est représentée par 0^m 128 de mercure ; 84 pulsations en une minute ; toujours le même nombre de mouvements respiratoires dont l'amplitude est très faible.

A la fin de l'expérience, les pulsations étaient tombées à 70 à la minute.

L'animal ne meurt pas ; le lendemain, rien d'anormal.

4

Je puis donc conclure qu'à la dose moyenne de 4 grammes, l'iodoforme élève la pression artérielle et diminue le nombre des pulsations. De $0^m,112$ la pression est montée à $0^m,128$; j'ai compté successivement 140 pulsations, 98, 84 et 70, à la minute.

La respiration est également modifiée, bien que le nombre des mouvements respiratoires n'ait pas changé; la modification a principalement porté sur l'amplitude qui a diminué progressivement.

Expérience II

Chien (poids 7 kil. 500). — On recueille une certaine longueur de tracés pour juger de l'état normal : la canule est placée sur la fémorale.

Pression moyenne de 0^m 180 de mercure (le chien était agité); 94 pulsations à la minute; respiration normale.

On administre 10 grammes d'iodoforme en deux lavements.

On continue les tracés, après avoir placé la canule sur la carotide.

La pression présente des irrégularités; à un moment donné, elle s'est élevée à 0^m 460 de mercure; le nombre des pulsations a augmenté; la respiration a pris un caractère apnéique interrompu passagèrement par des mouvements respiratoires très accélérés.

Au bout de 7 heures, il survient des modifications remarquables; on peut les suivre dans quatre phases :

Fig. 1.

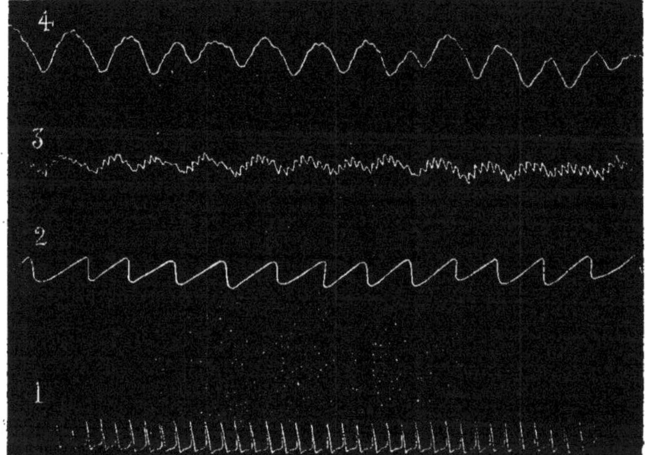

Fig. 2.

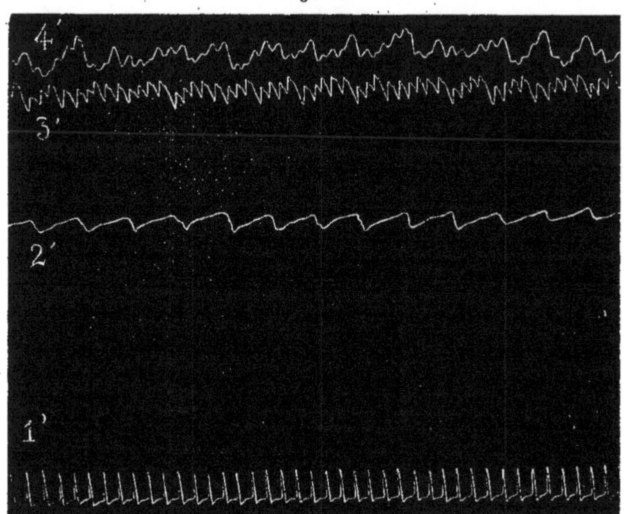

1 — 1' Ligne d'abscisse marquant les secondes.
2 — 2' Mouvements du thorax.
3 — 3' Pulsations carotidiennes.
4 — 4' Pression artérielle.

PREMIÈRE PHASE (Figure 3). — *La pression moyenne est représentée par $0^m 168$ de mercure ; 225 pulsations à la minute ; la respiration est irrégulière dans son amplitude, l'apnée s'accentue, 15 mouvements respiratoires à la minute.*

DEUXIÈME PHASE (Figure 4). — *Pression moyenne de $0^m 192$; pulsations moins tumultueuses, polycrotes.*

On ne compte plus que 10 mouvements respiratoires séparés par des pauses d'apnée de 5 à 10 secondes : l'inspiration et l'expiration sont d'égale durée.

TROISIÈME PHASE (Figure 5, p. 39). — *La pression artérielle descend progressivement à $0^m 120$ de mercure.*

Pendant quelques secondes, les pulsations sont tumultueuses, puis elles s'affaiblissent progressivement et deviennent presque imperceptibles.

L'apnée devient de plus en plus longue, les mouvements respiratoires disparaissent.

QUATRIÈME PHASE (Figure 6, p. 39). — *L'animal semble se restaurer.*

La pression remonte à $0^m 148$; en même temps, le cœur rebat avec assez de vitesse, mais les pulsations sont faibles.

Ce n'était qu'une restauration incomplète : la ligne de pression rejoint le zéro manométrique ; le cœur cesse de battre.

La respiration ne s'était pas relevée.

De ces tracés, je conclus donc que, sous l'action de l'iodoforme à dose toxique, la pression présente des irrégularités ; que le nombre des pulsations est augmenté et que progressivement elles perdent leur force ; que le cœur meurt en dernier lieu.

Fig. 3.

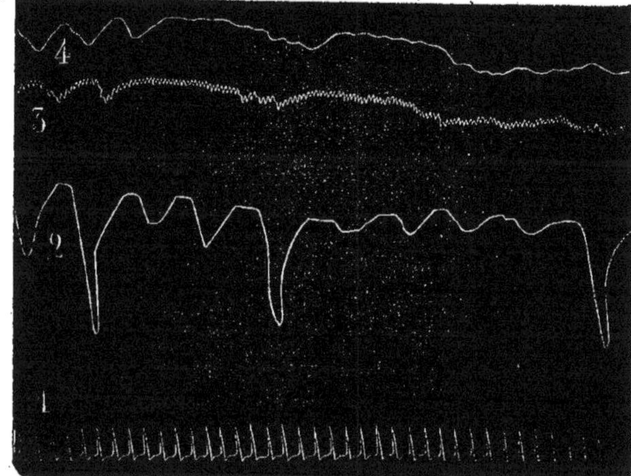

Fig. 4.

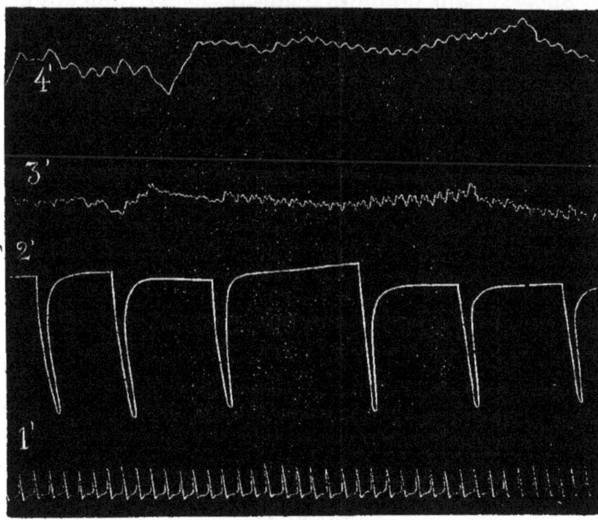

1 — 1' Ligne d'abscisse marquant les secondes, relevée de 0,03.
2 — 2' Mouvements du thorax.
3 — 3' Pulsations carotidiennes.
4 — 4' Pression artérielle.

Je conclus également que la respiration devient apnéique, que l'amplitude respiratoire diminue de plus en plus et qu'enfin cette fonction disparaît la première.

Pour terminer ce qui regarde l'action de l'iodoforme sur la respiration, je rappellerai que Franchini a pu produire une narcose générale en faisant respirer une atmosphère iodoformée. Pour l'obtenir, il se servait d'un ballon à deux tubulures, chacune de la grosseur de la trachée de l'animal, sujet de l'expérimentation. Après avoir placé une éponge chargée environ de 2 grammes d'iodoforme en poudre, il fixait l'extrémité de l'une de ces deux tubulures dans la bouche de l'animal, l'inhalation de l'air, en passant à travers cet appareil, suffisait en général pour produire l'anesthésie en une minute et demie à deux minutes. Par ce procédé, une poule fut plongée dans le sommeil anesthésique en trois minutes ; un lapin en deux.

§ 2. — Modifications des gaz du sang et de la calorification

Étudions maintenant si, au milieu de ces nombreuses modifications dans le rhythme du cœur et de l'appareil respiratoire, les gaz du sang ne sont pas également modifiés.

Expérience I

Chien taille moyenne, en parfaite santé ; on le fixe sur la gouttière à expériences, et on découvre l'artère fémorale.

Fig. 5.

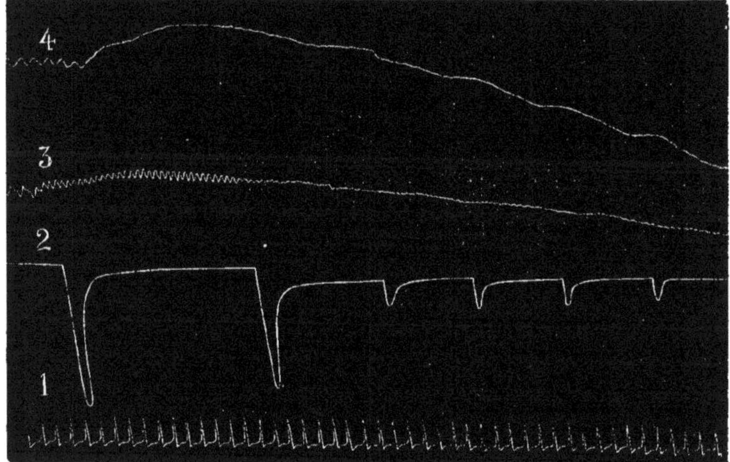

Fig. 6.

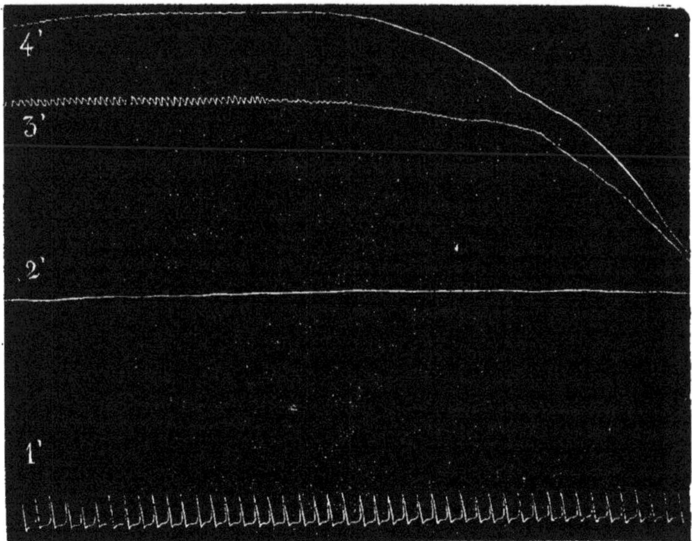

1 – 1' Ligne d'abscisse marquant les secondes (1, relevée de 0,03).
2 – 2' Mouvements du thorax.
3 – 3' Pulsations carotidiennes.
4 – 4' Pression artérielle.

On retire 15 centimètres cubes de sang du bout central de l'artère fémorale, qui se mélangent dans la seringue, à 10 cent. cubes d'eau récemment bouillie.

Température rectale avant lavement, 38°.8' c.

Lavement de 5 grammes d'iodoforme.

Une heure après, nouvelle prise de sang du même volume et dans les mêmes conditions que la première.

Température rectale, 39° 1'.

Six heures après, troisième prise de sang.

Les gaz extraits des trois prises de sang, à l'aide de la pompe à mercure, sont analysés et fournissent les proportions suivantes, pour 100 volumes de sang.

Avant lavement

$$CO_2 \ldots \ldots 48,66 \qquad \frac{CO_2}{O} = 2,43$$
$$O \ldots \ldots 20$$

Après lavement

2ᵉ prise

$$CO_2 \ldots \ldots 50 \qquad \frac{CO_2}{O} = 2,6$$
$$O \ldots \ldots 19,3$$

3ᵉ prise

$$CO_2 \ldots \ldots 61 \qquad \frac{CO_2}{O} = 2,9$$
$$O \ldots \ldots 21$$

Le chien n'a présenté que de l'assoupissement ; le lendemain, il n'a rien présenté d'anormal.

Sous l'influence de l'iodoforme, à dose non toxique, la quantité d'acide carbonique a donc augmenté progressivement et d'une manière absolue, car en cherchant la valeur du rapport $\frac{CO_2}{O}$ on s'aperçoit qu'il y a proportionnellement à l'acide carbonique une diminution d'oxy-

gène de 38°, 8 c. La température rectale a monté à 39° 1';
il est tout naturel de conclure que les combustions organiques sont activées.

Nous tirerons les mêmes conclusions de l'expérience II.

Expérience II

Jeune chien (12 kil.). — L'analyse des gaz du sang donne les
résultats suivants :

Avant lavement

$$CO^2 \ldots \ldots 49 \qquad \frac{CO^2}{O} = 2,6$$
$$O \ldots \ldots 21$$

Température rectale, 39° 5'.
Après 8 grammes d'iodoforme, température rectale, 40°.

$$CO^2 \ldots \ldots 45,5 \qquad \frac{CO^2}{O} = 2,7$$
$$O \ldots \ldots 16,50$$

Le chien n'a présenté que de l'assoupissement.

Expérience III

Chien de petite taille. — On le fixe et on découvre l'artère
fémorale. Prise de sang artériel de 10 cent. cubes.

Température rectale, 38°.

Lavement de 10 grammes d'iodoforme.

Six heures après, nouvelle prise de sang, du même volume et
dans les mêmes conditions.

Température, 38° 4'.

Le chien est plongé dans une grande torpeur.

L'analyse des gaz a donné pour 100 volumes de sang :

Avant iodoforme

$$CO^2 \ldots \ldots 55 \qquad \frac{CO^2}{O} = 2,81$$
$$O \ldots \ldots 19$$

Après iodoforme

$$CO^2 \ldots \ldots \ldots 57 \qquad \frac{CO^2}{O} = 3$$

$$O \ldots \ldots \ldots 19$$

Le lendemain, nouvelle analyse ; le chien était dans le marasme. Température rectale, 37° 5'.

Pour 100 volumes de sang artériel :

$$CO^2 \ldots \ldots \ldots 39 \qquad \frac{CO^2}{O} = 1{,}44$$

$$O \ldots \ldots \ldots 27$$

La mort est survenue quelques heures après, dans des phénomènes de paralysie générale.

Au début, il y a donc encore eu augmentation d'acide CO^2 et diminution d'O. Mais à la période terminale, il y a eu au contraire diminution de l'acide carbonique et augmentation de l'oxygène. Pour expliquer ce fait, il est tout naturel d'admettre que dans l'intoxication par l'iodoforme, la combustion du carbone diminue dans le réseau capillaire général et qu'il en résulte une économie d'oxygène qui se traduit par un abaissement de la chaleur animale.

ARTICLE VII. — ANATOMIE PATHOLOGIQUE

Dégénérescence graisseuse du foie, des reins, du cœur, des muscles, telle est l'altération constante que Hœgyes et Binz ont décrite pour la première fois. J'ai toujours constaté la dégénérescence graisseuse du foie dans les cas d'intoxication chronique ; dans l'intoxication aiguë, elle a quelquefois manqué : la glande était alors congestionnée. Mais je n'ai jamais observé la dégénérescence graisseuse des reins, du cœur et des muscles. Les reins étaient normaux, bien que j'aie noté, une ou deux fois, un peu de congestion, surtout au niveau de la portion corticale. L'examen histologique a toujours confirmé les résultats de l'examen macroscopique, grâce à l'obligeance bien connue de mon ami Vialleton, préparateur au laboratoire d'anatomie générale de la Faculté de médecine de Lyon.

Dans toutes les autopsies que j'ai faites, la congestion des poumons m'a paru la lésion la plus constante. Cette congestion était surtout marquée à la base, où j'ai généralement rencontré un ou deux foyers hémorrhagiques ; Hœgyes avait déjà signalé ce fait intéressant.

Malgré les accidents nerveux si graves qui accompagnent l'intoxication des animaux par l'iodoforme, on ne trouve à l'autopsie rien qui puisse les expliquer ; le système cérébro-spinal ne présente ni congestion, ni anémie.

La muqueuse digestive n'offrait rien de particulier ; çà et là quelques points de légère inflammation, mais pas d'ulcération.

CHAPITRE III

DE

L'IODOFORME EN CHIRURGIE

ARTICLE I. — HISTORIQUE

C'est à bon droit que M. Rohmer, dans un article paru dans le n° 7 de la *Revue de Chirurgie* (1882), fait remarquer qu'on paraît oublier que l'iodoforme est un médicament d'origine essentiellement française.

Si, dans ces dernières années, il a occasionné beaucoup de bruit en Allemagne, il faut se rappeler que Sérullas a découvert ce produit dont Bouchardat a donné les premières indications thérapeutiques dès 1836. En 1837, Bouchardat écrivait dans l'*Annuaire de Thérapeutique* : « La grande proportion d'iode que contient l'iodoforme, sa combinaison avec l'hydrogène et le carbone, qui en rendent l'assimilation plus facile, font penser que ce produit deviendra un médicament précieux lorsqu'on voudra administrer l'iode à l'intérieur dans les cas de scrofule, d'engorgements lymphatiques. »

Ainsi lancé dans le domaine de la thérapeutique par Bouchardat, l'iodoforme fut bientôt employé dans un grand nombre d'affections et fut l'objet de travaux intéressants que nous pouvons grouper dans deux grandes périodes : la première s'étendant de 1836 à 1874 ou phase française ; la seconde de 1874 à nos jours ou phase allemande.

§ 1. — Période française.

L'usage de l'iodoforme à l'intérieur comme codique fut vite abandonné ; Bouchardat, qui l'avait surtout préconisé, l'employait dans les affections scrofuleuses, le goître, l'aménorrhée ; plus tard, en 1846, il le proposa également comme un anesthésique local.

Vers 1848, l'étude de l'iodoforme passa momentanément à l'étranger, où Glover l'employa de nouveau contre le goître, et Litchfield dans le porrigo, la lèpre, le psoriasis et les engorgements glandulaires. Mais l'action de l'iodoforme sur les engorgements glandulaires, et en particulier ceux de la prostate, a été surtout étudiée en France par MM. Humbert et Morétin (1853) ; souvent ils obtinrent la résolution des engorgements de la prostate, à l'aide de suppositoires iodoformés introduits dans le rectum.

Presque à la même époque, Righini annonçait que l'iodoforme combattait la phthisie, et, sur ses indications, Pisani et Franchini le prescrivaient dans le même but ; ces auteurs auraient vu se modifier les granulations tu-

berculeuses du larynx. Je discuterai plus loin cette propriété thérapeutique, dont la valeur est réelle dans les
cas où la tuberculose est encore locale.

En 1856, parurent en même temps deux travaux importants, la thèse de M. Maitre que j'ai déjà citée et le
mémoire de MM. Humbert et Morétin. Ces auteurs reviennent sur des propriétés déjà connues de l'iodoforme
et donnent quelques nouvelles indications ; l'iodoforme
soulagerait les névralgies, les affections du col de la
vessie, modifierait avantageusement la muqueuse bronchique dans les cas d'affections chroniques ; l'iodoforme
aurait aussi une influence marquée sur la syphilis. Pour
Aran (1857), dans les maladies syphilitiques, ce médicament pourrait remplacer avantageusement les autres
composés dont l'iode est le principe actif ; l'auteur a
ainsi vu disparaître les stomatites mercurielles et les
douleurs ostéocopes.

L'action sédative de l'iodoforme n'est pas moins remarquable. Laillier (1859) le préconise contre les fissures à l'anus dont les douleurs atroces sont soulagées
par un suppositoire iodoformé ; Eastlake et Greenhalgh
(1866) l'emploient avec succès pour calmer les douleurs
du cancer utérin. Les résultats de ces deux chirurgiens
anglais furent confirmés en France par Demarquay, qui
trouva que, dans les diverses espèces de cancers de
l'utérus, l'iodoforme était un anesthésique local, un modificateur des sécrétions, et enfin un désinfectant de
premier ordre. Par un esprit d'école toujours regrettable, Nunn de Middlesex-Hospital fut le seul à méconnaître l'utilité de l'iodoforme dans les dégénérescences
cancéreuses de l'utérus.

Les indications thérapeutiques de l'iodoforme étaient donc déjà assez nombreuses, lorsque Righini, dans son *Iodoformognosie,* vint le présenter comme une panacée à tous les maux : la tuberculose, la scrofulose, les anomalies menstruelles, la syphilis, l'impuissance chez l'homme, les exanthèmes rebelles, etc... Mais assurément quelques-unes de ces indications sont basées sur des faits incertains ou répondent tout au moins à des données peu scientifiques.

Le 20 mai 1868, dans un mémoire lu à la Société de thérapeutique, Féréol posa des indications plus nettes suivies déjà à Lyon par l'école de l'Antiquaille, à Paris, par Laillier, Hillairet, Besnier. Féréol indiquait qu'on devait employer la poudre d'iodoforme toutes les fois qu'une plaie présentait une résistance notable à la cicatrisation, que son aspect était atone, blafard, et qu'on désirait une cicatrisation rapide. Dans la thèse de Maillard (Paris. 1868), Féréol faisait publier les succès qu'il avait obtenus dans les affections syphilitiques, et en particulier dans le chancre mou, l'onyxis syphilitique, les syphilides ulcéreuses.

Je trouve les mêmes idées exposées dans la thèse de Nieszkouski (Paris, 1869), dans celle de Petiteau inspirée par Laillier (Paris, 1871), où l'auteur traite plus spécialement l'action de l'iodoforme sur le chancre mou; enfin, dans les thèses d'Isard (1871), et de Décuignières (Paris, 1872).

En 1873, Coyne signala les bons effets de l'application de la poudre d'iodoforme sur la gangrène de la vulve, chez les petites filles. La même année, Profeta revint sur l'action de l'iodoforme sur les ulcères vénériens.

Dans cette première période de son histoire, que j'ai essayé de résumer le plus brièvement possible, nous voyons donc toujours l'iodoforme répondre à trois grandes indications thérapeutiques : la résolution des engorgements glandulaires, l'anesthésie locale des parties douloureuses et la cicatrisation des plaies atones et de celles dont on veut hâter le processus de réparation.

§ 2. — Période allemande.

Nous avons déjà vu qu'en 1874 et 1877, Binz et Mœller avaient recommandé de nouveau l'iodoforme aux expérimentateurs et aux cliniciens. Ces derniers répondirent avec un empressement remarquable, et, en peu de temps, la littérature de l'iodoforme s'enrichit de nombreuses monographies, dont les auteurs paraissent bien souvent trop enthousiastes.

En 1878, Moleschott signala les avantages de l'iodoforme dans les adénopathies scrofuleuses du cou ; à l'intérieur, contre le gonflement de la rate, dans la leucémie, les ganglions syphilitiques engorgés, l'orchite, les épanchements pleuraux, péricardiques, péritonéaux et arachnoïdiens, ascite, hydrocéphalie aiguë, méningite tuberculeuse, hygroma du genou, arthrites avec épanchement.

Dans la même année, nous voyons Hayer indiquer les bons résultats de l'iodoforme dans les affections chroniques des yeux (kératites anciennes, kératites pustuleuses, vieilles blépharites) ; Heinrich Kisch, dans les maladies de l'utérus (1879) ; Bœchat de Fribourg, dans le traitement du goître (1880); Czarda et Spencer dans les maladies de l'oreille (otorrhée avec perforation de la membrane tympanique, état tomenteux de la muqueuse de la caisse du tympan et ulcérations); M. Alph. Michel, dans le pannus (thèse, Paris, 1880); Ottomer de Rosenbach, dans la pleurotomie (1882); Hagelberg, dans la carie dentaire; M. Damien Surjus, dans la vulvite diphthéroïdique des petites filles (thèse, Lyon, 1882).

Mais, dès 1879, certains chirurgiens avaient étendu l'emploi de l'iodoforme au pansement de toutes les plaies vives; Mosetig-Moorhof, Mikuliez, Billroth, Gussenbauer et Léoschin furent les principaux promoteurs de cette méthode que suivirent tout d'abord le plus grand nombre de chirurgiens allemands et autrichiens. L'enthousiasme initial fut si grand que M. Schede dit qu'en 1881, sur 430 malades soignés dans les services de chirurgie de Hambourg, on n'a pas employé une seule fois le pansement de Lister. Mais ces belles espérances ont été vite déçues et, comme le dit encore Schede : « l'enthousiasme initial s'en est allé en fumée », quand on a constaté les cas d'intoxication qui ont suivi l'emploi de l'iodoforme sur les surfaces cruentées.

A l'heure actuelle, ce pansement est presque complètement délaissé en Allemagne ; seule, l'école de Vienne continue à se servir de l'iodoforme. Mais avant d'en faire la critique, étudions si ce médicament est capable de produire l'asepsie; en un mot, rappelons brièvement ce qu'on désigne par méthode antiseptique.

ARTICLE II. — MÉTHODE ANTISEPTIQUE

La théorie des germes est la base de la nouvelle méthode antiseptique de M. Lister. « Pour son application, dit le célèbre chirurgien, cette théorie est l'étoile polaire qui doit vous conduire sûrement dans une navigation qui serait, sans elle, extrêmement difficile. » Si on veut réussir, il faut en même temps être convaincu de la réalité de la méthode, de l'importance de ses bienfaits et de la nécessité absolue des moyens pratiques pour mettre ses principes en action.

Nous étudierons le côté théorique et le côté pratique de la méthode.

§ I. — Théorie.

Nous ne sommes plus à l'époque où l'on croyait que les éléments du pus réparaient les pertes de substance. Nous savons au contraire que le processus de réparation se fait par la prolifération des tissus, que la suppuration peut accompagner, mais elle n'est pas nécessaire. C'est ainsi qu'une plaie sous-cutanée ne suppurera jamais si on prend toutes les précautions requises.

Mais comment expliquer que l'atmosphère amène la décomposition des substances organiques ? Les expériences de Pasteur ont démontré à l'évidence que l'air ne tenait cette propriété ni de l'oxygène, ni d'aucun de ses éléments gazeux, comme l'avait admis Gay-Lussac, mais de particules très-minimes et flottantes. Depuis longtemps, le microscope les avait découvertes dans le pus, et on les regardait comme des produits accidentels ne pouvant jouer aucun rôle dans la pathogénie de la putréfaction.

La découverte de la torula-cerevisiœ dans la levûre par Gagniard-Latour, en 1836, marqua le premier grand pas vers l'établissement de la théorie des germes. Pour Gagniard, la décomposition du moult en alcool et acide carbonique était essentiellement due à l'influence de cet organisme en végétation. L'année suivante parurent les travaux de Schwann, de Berlin; l'auteur admettait que la putréfaction était causée par le développement d'organismes dérivés de germes suspendus dans l'air. La putréfaction des plaies serait donc analogue à la fermentation vineuse; on voit tout aussi bien au microscope les microorganismes d'un pus qui se putréfie que la torula du moût ou de la bière en fermentation.

Mais quelle est l'origine de ces germes ou vibrions ? Sont-ils issus d'organismes semblables préexistants, comme l'admettent Pasteur et Lister, ou bien se sont-ils développés spontanément? On admet généralement la première interprétation; l'origine spontanée mise en avant par M. Pouchet est très-discutée. M. Pasteur, au point de vue chimique, et M. Tyndall, au point de vue physique, ont, en effet, démontré, par leurs admirables expériences que, sans germes, les microorganismes ou microbes ne pouvaient naître. M. Billroth, tout en admettant la théorie des germes, croit aussi que les liquides organiques renferment un poison.

§ 2. — **Pratique**

Puisque les particules solides de l'atmosphère, en se mettant en contact avec les plaies, produisent tout le désordre inflammatoire local et tous les troubles fébriles ou généraux, M. Lister eut l'idée de les soustraire à l'influence de ces germes. Le chirurgien de King's Collége-Hospital employa tout d'abord un coton désinfecté pour filtrer l'air et le rendre aseptique.

Dans le choix de la substance capable de tuer les germes, il faut avoir grand soin d'en choisir une qui n'ait pas une action trop caustique. M. Lister donna ses préférences à l'acide phénique en 1864, après avoir été frappé par la lecture d'un rapport concernant ses effets remarquables sur les eaux de Carlisle. L'adjonction d'une très-petite quantité d'acide phénique à ces eaux avait enlevé aux terrains d'irrigation toute odeur fétide, et même détruit les entozoaires qui infectaient d'ordinaire les bestiaux nourris dans ces pâturages. Mais il ne faudrait pas considérer l'acide phénique comme un spécifique; M. Lister proteste énergiquement contre cette idée qui, dit-il, a peut-être détourné l'attention des principes essentiels qu'il a invoqués à l'appui de sa méthode. Non, l'acide phénique n'est pas un spécifique, et comme le dit encore M. Lister : « il doit son action à des propriétés qu'il possède en commun avec d'autres substances, et des résultats analogues à ceux qu'il fournit peuvent être obtenus à l'aide de désinfectants bien connus de la chirurgie, pourvu que les mêmes principes servent de base à leur emploi. » C'est à ce titre seul que l'iodoforme

peut être employé comme antiseptique dans le pansement des plaies, en tant que méthode générale.

ARTICLE III. — POUVOIR ANTISEPTIQUE DE L'IODOFORME.

Dès 1853, Righini d'Ollegio proposait l'iodoforme
comme un agent antiseptique puissant et comme un
désinfectant de grande valeur ; la poudre d'iodoforme
assainirait les hôpitaux, les casernes, les fabriques, et
retarderait la putréfaction des viandes de boucherie.

Mais on n'a utilisé ce nouvel antiseptique que dans
ces dernières années, où il a eu une très-grande vogue
en Allemagne. Mosetig-Moorhof, qui est le grand promoteur du pansement à l'iodoforme, considère ce médicament comme un antiseptique plus puissant que l'acide
phénique, qu'il n'emploie que pour désinfecter les éponges, les instruments et les mains des chirurgiens ou de
ses aides ; *les plaies sont lavées à l'eau pure.* Avec cette
méthode, Mosetig aurait obtenu des résultats merveilleux ; pas de complications des plaies, réunions par
première intention. J'admets sans restriction les résultats
de Mosetig, mais au lieu de les attribuer à l'iodoforme
seul, je suis persuadé qu'ils sont surtout dus à une méthode antiseptique rigoureuse.

Mikuliez, en collaboration avec Paneth, a étudié, au
point de vue expérimental, le pouvoir antiseptique de
l'iodoforme. Il choisit une série de solutions favorisant
le développement des organismes inférieurs, car il ne

faut pas oublier que les liquides fermentescibles se comportent différemment non-seulement vis-à-vis des microbes, mais encore à l'égard des antiseptiques.

Les expériences de Mikuliez portèrent sur le liquide de Pasteur, les solutions à 1/100 d'extrait de viande, à 1/100 de malt, à 1/100 de peptones, l'urine alcaline, le bouillon et le sang étendu de 1|2 d'eau. L'iodoforme étant très peu soluble dans ces liquides, Mikuliez les satura en les faisant passer plusieurs fois sur un filtre recouvert de cristaux d'iodoforme, en ayant soin de garder, comme solutions de contrôle, des types non imprégnés.

Après avoir versé chacune de ces solutions dans une éprouvette et les avoir chauffées dans une étuve, Mikuliez et Paneth remarquèrent que, dans la plupart, l'action antiseptique fut nulle ; dans le sang et le bouillon, ils observèrent toutefois un retard considérable dans la production de microorganismes et dans la décomposition. Ils obtinrent de meilleurs résultats en laissant plus longtemps les liquides nutritifs en présence de l'iodoforme ; dans ces circonstances, si le développement des microbes ne fut pas toujours empêché, ils n'apparurent tout au moins que fort tard et en petit nombre. Contrairement aux idées de Mosetig-Moorhof, l'iodoforme n'aurait donc pas un pouvoir antiseptique aussi rapide et ausi puissant que celui de l'acide phénique.

Le temps m'a manqué pour répéter ces expériences intéressantes ; je n'ai étudié le pouvoir antiseptique de l'iodoforme que sur les bactéries du charbon symptomatique et les bactéries du sang de rate. Mon manuel expé-

rimental était des plus simples : je mélangeais de la poudre d'iodoforme avec les virus, et laissais le tout en
contact pendant 24 heures. L'iodoforme n'a eu aucune
action sur les bactéries du charbon symptomatique; ce
fait avait déjà été observé par M. Arloing. Le virus du
sang de rate a été peut-être légèrement atténué : de 2 lapins inoculés, l'un n'est mort qu'au bout de 10 jours,
l'autre au bout de 3 jours.

Ces résultats ne prêtent donc à aucune conclusion, et
en admettant même que les bactéries charbonneuses
aient été tuées, ce n'eût pas été une raison pour conclure. Il n'y a pas d'antiseptique général, excepté la
chaleur; l'acide sulfureux détruit le microbe de la gangrène gazeuse, l'acide phénique n'a aucune action sur
lui ; l'iodoforme n'a pas tué les bactéries charbonneuses,
peut-être aurait-il empêché le développement d'autres
microorganismes, si j'avais étendu le champ de mes
recherches.

Si on n'est pas bien fixé sur la puissance du pouvoir
antiseptique de l'iodoforme, tous les auteurs admettent
que ce pouvoir est persistant, et que ce médicament n'a
aucune action irritante sur les tissus ; nous verrons
bientôt qu'il active également le processus de réparation. Si on pratique le pansement mixte à l'acide phénique et à l'iodoforme, nous compenserons donc certains
désavantages bien connus du phénol, qui a une action
antiseptique de courte durée, qui irrite quelquefois la
plaie, et qui, surtout, retarde le processus de réparation.
A la clinique de M. le professeur L. Tripier, j'ai toujours vu employer ce pansement mixte dont nous allons
exposer la technique.

ARTICE IV. — TECHNIQUE DU PANSEMENT.

Quels que soient les antiseptiques mis en usage, il faut absolument des moyens pratiques qui empêchent le contact des germes avec la plaie, autrement dit, le chirurgien doit rechercher une occlusion rigoureusement aseptique.

Dans le pansement mixte à l'acide phénique et à l'iodoforme, j'exposerai les règles générales s'appliquant à la méthode antiseptique et les règles particulières s'appliquant à l'iodoforme.

§ 1. — Règles générales.

On a reproché avec quelque raison au pansement de Lister d'être tout à la fois compliqué et dispendieux, et c'est probablement à cela que la méthode du célèbre professeur doit de n'être pas encore universellement adoptée. Mais avec le temps et une étude plus approfondie des causes d'infection, elle se modifiera et deviendra d'autant plus simple et moins onéreuse que l'on se trouvera dans un milieu plus aseptique.

M. le professeur L. Tripier suit plutôt, dans sa pratique, la manière de faire de M. Volkmann de Halle. Malgré une installation provisoire, les résultats obtenus peuvent rivaliser avec ceux fournis par les meilleures statistiques étrangères; ajoutons que cette manière de faire a déjà exercé une influence remarquable sur l'hygiène hospitalière.

Les précautions les plus minutieuses sont prises pour qu'aucune infection ne soit possible ; tous les pansements se font en dehors des salles, dans un local adapté à cet usage. Il est expressément recommandé de ne toucher à aucun malade sans s'être préalablement désinfecté. Le chirurgien et ses aides doivent d'abord se laver les mains et les tremper dans la solution forte d'acide phénique (5/100), puis ils prennent des vêtements spéciaux.

Un point sur lequel on attache une grande importance, c'est la toilette de la région où l'on se propose d'opérer. Cette région doit être soigneusement lavée avec du savon et une brosse, puis elle est rasée et lavée de nouveau à la solution forte. L'usage du *spray* est à peu près complètement abandonné ; on l'a remplacé par l'arrosage et les irrigations.

Les instruments qui servent à cet emploi sont en zinc; les arrosoirs ont la forme que tout le monde connaît et sont munis d'une pomme. Quant aux irrigateurs, ce sont des récipients de forme cylindrique, munis à leur base d'une tubulure sur laquelle est fixé un tube de caoutchouc ; en élevant plus ou moins l'instrument, on augmente ou diminue la force du jet, qui est arrêté par un ressort à pression qu'on ouvre ou ferme à volonté. Pendant toute la durée de l'opération ou du pansement, on verse ainsi des flots d'acide phénique (3/100) ; des toiles caoutchoutées préservent les malades de l'humidité; le macadam, qui a remplacé le parquet, présente une certaine pente pour l'écoulement des liquides.

On ne se sert du spray que dans les régions où l'arrosage n'est pas praticable (cavités articulaires, péri-
toine, etc.); pour le rectum, on emploie exclusivement
l'acide salicylique.

Tous les instruments, qui ont été préalablement plon-
gés dans l'eau bouillante, trempent dans une solution
forte d'acide phénique; le service des éponges est ins-
tallé de telle sorte qu'elles sont toujours dans un état
d'asepsie parfaite. Afin qu'il n'y ait pas d'erreur possible, celles qui ont été souillées par du pus sont placées
dans un boîte cadenassée; M. le professeur L. Tripier a
même demandé à l'administration de ne plus les faire
resservir. Le *catgut* dont on se sert est préparé à l'essence
de genièvre, suivant les indications de Kocher de
Berne.

Pour les drains, on emploie de préférence ceux qui
sont faits avec du caoutchouc rouge. Dans ces derniers
temps, M. le professeur L. Tripier a considérablement
simplifié la pratique des contre-ouvertures et du passage des drains, au moyen d'un petit instrument auquel
il donne le nom de *dilatateur-gouttière*.

L'usage du protective est complètement rejeté, sauf
dans les cas où il existe de grandes surfaces dénudées
(brûlures, par exemple) ou à la face pour protéger certaines parties. On applique directement sur la plaie et
dans son voisinage des morceaux de gaze froissée; ils
doivent être plus abondants au niveau des parties déclives; on place ensuite les huit doubles de Lister que
l'on assujettit au moyen de bandes de tarlalane trempées
dans la solution faible. On garnit les bords du pansement avec du coton à l'acide borique et l'on termine par

de nouveaux tours de bandes de tarlatane. Elles ne tardent point à durcir et à fournir une vraie cuirasse ; à l'occlusion aseptique, se joignent donc deux autres avantages, la compression et l'immobilisation.

§ 2. — Règles particulières.

A la clinique de M. le professeur L. Tripier, l'iodoforme n'est employé primitivement que dans les affections où il est particulièrement indiqué.

Le *modus faciendi* est des plus simples : après avoir pris les précautions générales qui viennent d'être indiquées, il suffit de saupoudrer d'iodoforme les surfaces cruentées soit avec un sablier, soit avec une spatule. Pour les trajets fistuleux et les cavités naturelles, Mosetig fait usage d'un soufflet à poudre. A la clinique de M. L. Tripier, on introduit plus volontiers dans les trajets fistuleux des bâtonnets ou crayons d'iodoforme. Mais sous quel état doit-on le prescrire? Mosetig employa tout d'abord les gros cristaux ; plus tard, il donna sa préférence à la poudre, pour les raisons suivantes :

« 1° La question pécunière : sous un poids égal, la poudre agit avec plus d'intensité que les cristaux ;

« 2° La facilité plus grande que l'on a à mettre en contact toutes les parties de la blessure avec le médicament ;

« 3° La crainte que les cristaux n'irritent trop fortement les tissus et n'agissent comme corps étrangers pour empêcher la réunion par première intention, si on a le dessein de l'obtenir. »

Tous les chirurgiens ont suivi l'exemple de Mosetig,

excepté Guterbork qui prétend que l'intoxication serait moins facile avec les cristaux.

S'il est nécessaire de recouvrir toute la surface d'une plaie, il ne faut pourtant pas consommer de trop grandes quantités d'iodoforme et, à l'exemple de certains chirurgiens allemands, aller jusqu'à 200 grammes. Mosetig-Moorhof, le grand promoteur de ce pansement, emploie ordinairement de 20 à 40 grammes et diminue même cette dose chez les enfants. Telle est également la pratique de M. le professeur L. Tripier.

Dans les cas simples, on ne met que du coton-borique sur la poudre d'iodoforme ; on ne se sert presque pas de gaze iodoformée dont l'usage est réservé aux pansements des plaies qui portent sur la cavité buccale et le rectum.

Il faut prendre garde de ne pas exercer une compression trop énergique lorsqu'il s'agit d'une grande surface, car on favoriserait ainsi l'absorption. Mosetig insiste tout particulièrement sur ce point et c'est aussi la pratique de M. le professeur L. Tripier. Dans un pansement on ne doit pas également chercher à enlever la poudre, il faut se contenter de laver et de saupoudrer de nouveau la plaie comme il a été dit.

Le pansement mixte à l'acide phénique et à l'iodoforme reste en place très longtemps ; pour le changer, on regarde surtout aux parties déclives, si les bandes de tarlatane ne sont pas traversées par les liquides, mais le lendemain d'une opération grave, il ne faut pas craindre d'examiner la plaie, bien que le pansement ne soit pas souillé. Le chirurgien doit tenir la même conduite, en présence d'une élévation brusque de la température, qu'elle soit due à une complication où simplement à la fièvre dite aseptique.

Pour terminer, je vais indiquer les formules de diffé-rentes préparations iodoformées qu'il faut avoir grand soin de faire et de conserver à l'abri des rayons solaires, à cause de la décomposition qui en serait la consé-quence :

Emulsion Mikuliez . . . .
- Iodoforme. . . 50 gr. »
- *Triturez dans :*
- Glycérine . . : 40 gr. »
- Eau distillée . . 10 »
- Gomme adragante . » 30

Collodion Moleschott
- Iodoforme. . 1
- Collodion . . 15

Ce collodion rend de réels services dans les cas d'éra-flures ou de plaies superficielles lorsqu'il n'y a pas de compression à exercer et qu'on n'a pas à craindre d'in-fection : on l'étend au moyen d'un pinceau fait avec du coton antiseptique.

Pommade iodoformée
- Iodoforme. 1
- Axonge. . 10 à 20

Baumes Lindemann

a
- Iodoforme 1
- Baume du Pérou 3
- Vaseline 8
- M. S. A.

b
- Iodoforme 1
- Baume du Pérou 3
- Alcool, glycérine ou collodion. 12

Suppositoire Morétin {Iodoforme. . 20 cent. à 1 gr. / Beurre cacao. 30 gr.

Bâtonnets Mosetig
- Durs {Iodoforme. . . 9 / Beurre cacao. . 1
- Mous {Iodoforme. . . 8 / Gélatine . . . 2

Bâtonnets Bœkel {Iodoforme . . . 8 / Gomme arabique . 1,50 / Gomme adragante . 0,50

Puis solution gommeuse q. s. p. f. pâte de consistance pilulaire.

ARTICLE V.—INDICATIONS DE L'IODOFORME

COMME PANSEMENT

Les observations cliniques que j'ai recueillies dans le service de M. le professeur L. Tripier ne me permettent pas de préconiser l'iodoforme comme applicable à tous les cas indistinctement. Les succès publiés par Mosetig Moorhof, Mikuliez sont incontestables, mais dans le milieu où se trouvait M. le professeur L. Tripier, il ne fallait pas songer à abandonner le pansement de Lister qui a fait ses preuves, pour une substance qui n'a encore que des prétentions. Mais, quoique restreint, l'iodoforme peut rendre des services signalés dans le pansement des plaies ; j'étudierai tout d'abord les avantages généraux qui résultent de son application topique, je poserai ensuite ses indications particulières que je ferai suivre d'observations cliniques.

§ I. — Avantages généraux

L'iodoforme, répandu sur une plaie, active la cicatrisation, calme les douleurs, modifie les sécrétions et enfin amende l'état général.

A. Anesthésie

Les propriétés anesthésiques de l'iodoforme qui avaient été utilisées avec tant de succès dans les fissures à l'anus, dans le cancer utérin, sont tout aussi remarquables sur les plaies vives. Les malades qui sont pansés à l'iodoforme ne souffrent presque pas, malgré les interventions chirurgicales les plus sérieuses.

B. Sécrétions

Les sécrétions au niveau des plaies sont également modifiées : peu abondantes, elles sont plus généralement muco-séreuses que purulentes. Mosetig-Moorhof n'a observé la sécrétion purulente que quand des fongosités avaient été laissées dans des trajets fistuleux. Mais l'iodoforme a surtout une influence sur l'odeur des sécrétions des plaies atones (ulcères) ; après un premier pansement — ce que l'acide phénique est incapable de donner — leur fétidité a presque complètement disparu.

C. Cicatrisation

Depuis longtemps, on sait que l'iodoforme favorise la formation des bourgeons charnus au niveau des plaies, qu'elles soient récentes ou anciennes. Dans certaines circonstances, ce bourgeonnement est parfois même trop exubérant; il faut alors le réprimer au moyen du nitrate d'argent ou du sous-nitrate de plomb; Mosetig ne se sert que de ce dernier, qui serait, dit-il, moins douloureux.

Mais comment expliquer ces propriétés cicatrisantes ? Pour Féréol, il faudrait les attribuer à l'état de poudre ; les petits cristaux qui la composent irriteraient les plaies et auraient en même temps une action siccative : « Il me semble, dit-il, que l'iodoforme agit comme un excitant qui réveille la vitalité des tissus. » Je crois plus volontiers, avec Petiteau, que l'iodoforme agit surtout par son iode, bien que Kocher de Berne, dans ces derniers temps, ait de nouveau prétendu qu'une poudre inerte, qui n'irriterait pas les tissus (sous-nitrate de bismuth) produirait les mêmes résultats. En tous cas, ceux qu'on obtient avec l'iodoforme sont merveilleux : de deux bubons chez le même individu, l'un soigné à l'iodoforme guérit en peu de jours, tandis que l'autre, avec un pansement simple, ne peut finir de suppurer.

La cicatrisation affecte principalement le type souscrustacé; les liquides sécrétés lentement au niveau de la plaie, forment, en se mêlant à l'iodoforme, une couche protectrice et isolante au-dessous de laquelle se passent les phénomènes plastiques. C'est pourquoi on ne doit point enlever la poudre qui est adhérente aux surfaces cruentées.

D. État général

Un fait qui m'a toujours frappé, c'est le bon état général des malades qui sont pansés à l'iodoforme ; loin de dépérir, ils prennent de l'embonpoint. Je crois que cette action est due aux iodures alcalins qu'on trouve alors dans tous les organes de l'économie. Wallace qui, le premier, avait employé l'iodure de potassium dans le traitement de la syphilis, avait déjà remarqué que ses malades grossissaient et prenaient un facies meilleur.

§ II. — Indications particulières.

J'ai vu employer l'iodoforme sur des plaies récentes, sur des plaies anciennes, sur des plaies ulcéreuses spontanées ; enfin, dans la chirurgie des orifices naturels et des organes génitaux où l'asepsie est obtenue difficilement par le pansement de Lister.

A. *Plaies récentes*

Une des principales indications de l'iodoforme, c'est son emploi topique sur toutes les plaies d'autoplastie de la face ou d'autres régions ; il a remplacé avantageusement la charpie râpée.

Les phénomènes de réaction inflammatoire sont nuls ; la plaie conserve l'aspect rose vif du jour de l'opération ; l'écoulement des liquides est séreux ou légèrement muco-séreux. La cicatrisation est très-active ; dès le second pansement, on voit des bourgeons charnus qui se recouvrent d'une pellicule blanche qu'il faut bien se garder d'enlever, car elle constitue l'ébauche du travail de réparation. La poudre d'iodoforme devient ensuite adhérente et forme la couche adhésive sous laquelle s'achè-vera la cicatrisation sous-crustacée.

Le modus faciendi est des plus simples, on applique l'iodoforme sur toute la surface de la perte de substance qu'on garnit tout particulièrement ; au niveau des points de suture, on ne saupoudre que très-légèrement. Au lieu de gaze phéniquée, on place tout simplement du coton-borique et du papier à la gutta qu'on fixe aux parties voisines par du collodion iodoformé.

Lorsque la cicatrisation est presque achevée, le collo-dion iodoformé remplace avantageusement la poudre ; il suffit de l'étendre avec un pinceau. Quand il n'y a pas de perte de substance, on l'emploie primitivement au niveau des sutures.

Observation I (Résumé)

Hôtel-Dieu, Salle Saint-Philippe n° 7.

Antoine J., 70 ans, cultivateur à Châtillon - d'Azergues (Rhône).

Epithélìome à forme atrophique : cette humeur siège à la racine du nez et empiète un peu sur l'œil gauche. Pas ganglions.

14 février. — Ablation de la tumeur : autoplastie à l'aide d'un lambeau frontal, restauration de la commissure palpébrale interne. Poudre d'iodoforme.

18 février. — Pansement : pas de réaction inflammatoire, aspect rose vif de la plaie, pas d'odeur, léger écoulement sé-reux, vitalité des lambeaux assurée.

20 février. — La plaie se couvre de bourgeons charnus.

24 février. — Couche adhérente d'iodoforme : on lave tout autour sans toucher.

8 mars. — On réprime quelques bourgeons pour régulariser la cicatrisation.

13 mars. — Guérison : malade sort.

Observation II (Résumé)

Hôtel-Dieu, salle Sainte-Anne, n° 18.

Jeanne-Marie C., 71 ans, à Maclas (Loire).

Epitheliome de la face siégeant à la partie latérale gauche du nez.

7 février. — Ablation de la tumeur et restauration de l'aile du nez au moyen d'un lambeau malaire. Poudre d'iodoforme.

Malgré un peu d'œdème du lambeau, tout s'est bien passé. La malade sort guérie le 4 mars.

Observation III (Résumé)

Hôtel-Dieu, salle Saint-Philippe, n° 2.

Jean-Marie P., 71 ans.

Epitheliome de la lèvre inférieure récidivé ; ganglions sous-maxillaires engorgés.

8 février. — Ablation, autoplastie au moyen d'un lambeau triangulaire pris à la région sus-hyoïdienne, restauration de la muqueuse. On extirpe les ganglions. Poudre d'iodoforme.

Pas de complications ; le malade sort guéri le 5 mars.

Observation IV (Résumé)

Hôtel-Dieu, salle Sainte-Anne, n° 11

Marie-Pierrette M..., 62 ans, propriétaire à Doizieux (Loire).

Epitheliome de l'angle interne des paupières et du nez, dont le début remonterait à 3 ou 4 ans : pas de ganglions.

8 juillet. Ablation de la tumeur, autoplastie au moyen d'un lambeau frontal, restauration de la commissure palpébrale interne. Poudre d'iodoforme.

18 juillet. Malade demande son exeat qui lui est accordé : cicatrisation presque achevée, vitalité du lambeau parfaitement assurée.

Pour les autres plaies récentes, l'iodoforme n'a été employé, primitivement, que dans les cas où la réunion par première intention n'a pu être complète, mais alors on le combinait toujours avec le pansement de Lister.

Le pansement mixte est aussi très-utile dans les plaies contuses de la main.

Dans l'anthrax, quand la désinfection de la plaie est complète, l'application topique d'iodoforme diminue la douleur et favorise le travail de réparation.

Observation V (Résumé)

Hôtel-Dieu (cabinet d'isolement)

Jean-Baptiste B..., Largentière (Ardèche), 61 ans. Anthrax du dos, pas de sucre dans les urines.

10 juin. Incision cruciale au bistouri, raclage à la curette, mouchetures tout autour de la plaie. Lavage avec la solution au chlorure de zinc. Pansement de Lister.

11. Eruption phéniquée ; on remplace l'acide phénique par l'acide salicylique.

12. Le fond de la plaie est grisâtre. Poudre d'iodoforme qu'on continue à tous les autres pansements.

14. La plaie se déterge.

16. Plaie rose-vif, nombreux bourgeons charnus ; on les réprime au nitrate d'argent.

22. La plaie se rétrécit, elle est réduite de moitié.

2 juillet. La plaie est réduite à une ligne : le malade part pour Longchêne.

La température a toujours été normale.

Observation VI (Résumé)

Hôtel-Dieu, salle Saint-Philippe, n° 7

Etienne M..., 13 ans 1/2, domestique à Sainte-Catherine (Rhône).

Plaie par instrument tranchant occupant toute l'étendue de la face palmaire du poignet et empiétant sur les éminences thénar et hypothénar.

17 mars. On endort le malade pour examiner la plaie ; le grand et le petit palmaire sont coupés, section incomplète du nerf médian et ouverture de son artère ; les chairs sont rôties par du perchlorure de fer.

On fait d'abord la ligature des deux bouts de l'artère sectionnée, on pratique ensuite la suture des bouts du grand palmaire, et celle du petit palmaire à l'aponévrose palmaire. Poudre d'iodoforme et pansement de Lister.

Après deux ou trois pansements, la plaie a changé totalement d'aspect ; elle est devenue d'un rose vif. Les bourgeons charnus n'ont pas tardé à paraître ; pour régulariser la cicatrisation, ils étaient réprimés au nitrate d'argent. Dès le 9 avril, la poudre d'iodoforme fut seule employée ; le 2 mai, le malade sortait guéri : mouvement et sensibilité dans le domaine du nerf médian sont revenus.

Pas de fièvre, excepté les 3 premiers jours.

Observation VII (Résumé)

Hôtel-Dieu, salle Saint-Philippe, n° 6.

Joseph L..., domicilié à Oullins (Rhône), poinçonneur. — Ecrasement de la main droite par une poinçonneuse.

27 février. — A son entrée, on constate du côté du médius : perte de la phalangette et dénudation d'une partie de la phalangine. Du côté de l'index et du pouce, attrition des parties molles ; quelques érosions sur les autres doigts.

Maniluve à l'eau phéniquée, poudre d'iodoforme et pansement de Lister. Pas de fièvre, la cicatrisation a marché à grands pas ; dès le 22 mars, la réparation était complète et uniforme du côté du pouce et de l'index ; pour le médius on a dénudé la phalangine avec le couteau à rugine jusqu'à la limite où le tissu osseux est vasculaire et l'on a sectionné avec une petite cisaille. Même pansement.

5 avril. — Malade sort et passe dans le service des ambulants.

Il est revenu une ou deux fois au pansement pour qu'on puisse régulariser la cicatrisation du médius.

B. *Plaies anciennes et fongueuses.*

Sous le pansement antiseptique de M. Lister, il n'est pas rare de rencontrer des plaies dont le processus de réparation est très lent à s'effectuer. Il suffira de les saupoudrer d'iodoforme pour observer des modifications surprenantes : à la lenteur dans l'évolution des phénomènes plastiques succèdera presque immédiatement une exubérance de bourgeons charnus d'une coloration rose vif. Mais, où l'action de l'iodoforme est réellement spécifique, c'est sur les plaies anciennes et fongueuses et dans les fistules, quelle que soit leur pathogénie. Pour Mosetig, il détruit les granulations fongueuses qui sont alors éliminées sous forme d'un pus épais, jaune et crémeux ; il empêche en même temps, tant qu'il est en contact avec les blessures, la formation de nouvelles fongosités. Il se forme un bourgeonnemeut de bonne apparence, vigoureux et susceptible de cicatrisation. Autant que possible, il faudrait avoir préalablement soin de racler ou d'enlever les productions fongueuses ; telle est la pratique de M. le professeur L. Tripier.

Si on examine au microscope la nature des fongosités, on reconnaît qu'elles sont presque toutes d'origine tuberculeuse. Il est donc tout naturel d'admettre que la tuberculose locale est modifiée, sinon arrêtée, dans son évolution par l'application topique de la poudre d'iodoforme.

Dernièrement, MM. Delbastaille et Troisfontaines, assistants du professeur Von Winwarter, ont de nouveau appelé l'attention sur les avantages de l'iodoforme dans les ostéites ou arthrites tuberculeuses. L'action iodoformique a été d'autant plus efficace, qu'on avait déjà pratiqué l'évidement ou la résection. Marc Sée a également obtenu de très bons résultats d'injections d'iodoforme (solution éthérée renfermant 1/5 d'iodoforme) dans les arthrites fongueuses.

Les avantages de l'iodoforme ne sont pas moins grands dans les adénites suppurées; j'ai eu l'occasion d'en observer une série où le succès a été complet. Mais pour que l'application de l'iodoforme réussisse, il faut avoir soin de bien nettoyer à la curette le foyer caséeux. Il est rare que le gonflement de la région tarde à disparaître; la suppuration est presque nulle, c'est plutôt un écoulement muco-séreux. Si le chirurgien sait réprimer convenablement les bourgeons charnus, la cicatrisation sera des plus régulières et le malade sera préservé des cicatrices difformes de la scrofulose.

L'emploi de l'iodoforme est également indiqué dans les plaies anfractueuses dont la marche chronique est parfois désespérante et où le pansement de Lister ne peut produire qu'une asepsie imparfaite.

Mais, de toutes ces indications, il faut surtout retenir que l'iodoforme a une action toute spéciale sur les fongosités.

Observation VIII (Résumé)

Hôtel-Dieu, salle Sainte-Anne, n° 4.

Philomène H., Montselgues, 19 ans, domestique.

Cette malade raconte qu'elle a eu la cuisse labourée par une charrue. A son entrée à l'hôpital, on constata une énorme plaie occupant presque toute l'étendue de la face postérieure de la cuisse gauche.

La malade était dans le service depuis plus de 6 mois, la plaie ne se cicatrisant que très lentement, malgré un nombre considérable de gr ffes épidermiques, lorsque M. le professeur L. Tripier employa le pansement à la poudre d'iodoforme, 8 janvier 1882.

15 janvier. — La plaie s'est déjà rétrécie des 2/3 environ ; nouvelle application de poudre d'iodoforme.

A chaque pansement, on constate de nouveaux progrès ; la cicatrisation est régularisée au moyen du nitrate d'argent.

14 février. — La plaie n'a plus que la largeur de la paume de la main.

14 mars. — Il ne reste plus qu'un tout petit point (4 centimètres carrés).

1er avril. — Guérison.

Observation IX (Résumé)

Hôtel-Dieu, salle Saint-Philippe, n° 28.

Etienne-Hippolyte S., 37 ans, Saint-Chamond (Loire), tourneur, sourd-et-muet.

Ecrasement du pied, nécrose des os.

Il y a sept mois, une voiture chargée de fer passa sur le pied gauche du malade. A la suite de ce traumatisme, on lui proposa l'amputation, qui fut refusée.

A son entrée à l'Hôtel-Dieu, on constata d'abord un raccourcissement énorme du pied gauche. La face dorsale est plus saillante qu'à l'état normal, elle présente des cicatrices et des fistules qui laissent suinter un pus séro-sanguinolent. Le stylet conduit sur des portions osseuses nécrosées. A la plante du pied, on constate un empâtement considérable et une fistule.

31 janvier 1882. — On pratique sur le dos du pied plusieurs petites incisions longitudinales et une plus large transversale, on tombe sur plusieurs séquestres mobiles, on en retire trois. Il reste une énorme cavité répandant une odeur des plus fétides ; on râcle ses parois dans tous les sens, on réunit les petites incisions longitudinales. Après un lavage à l'acide phénique, on emploie la poudre d'iodoforme, gaze antiseptique.

Cette cavité n'a pas tardé à se remplir de bourgeons charnus ; quant à l'odeur fétide qu'elle répandait, on ne la sentait plus dès le deuxième pansement.

Pas de complications.

Le 15 avril, la plaie était entièrement fermée ; de la cavité, il ne restait plus qu'une toute petite dépression.

On désigne le malade pour Longchêne.

Observation X (Résumé)

Hôtel-Dieu, salle Saint-Philippe, n° 35.

Louis T., 18 ans, domestique.

Adénite cervicale tuberculeuse aiguë.

Opération le 2 mars ; pansement à l'iodoforme.

Le malade sort guéri le 15 mars.

Observation XI (Résumé)

Hôtel-Dieu, salle Sainte-Anne, n° 11.

Augustine M., 15 ans Châtillon-la-Palud (Ain).
Cette malade a déjà eu des manifestations scrofuleuses.

Actuellement, il existe de chaque côté une tumeur violacée et fluctuante ; au-dessous, on trouve plusieurs ganglions de consistance plus ou moins molle. A gauche, l'engorgement est moins marqué, il n'y a qu'un ou deux ganglions légèrement suppurés.

10 mai. — Raclage à la curette ; pansement à la poudre d'iodoforme.

11 mai. — Pas de pus, pas de réaction inflammatoire. Poudre d'iodoforme.

Le gonflement a diminué progressivement, la plaie est devenue granuleuse. Quelques accès de fièvre intermittente.

7 juillet. — La malade sort guérie, les cicatrices sont régulières.

Observation XII (Résumé)

Hôtel-Dieu, salle Saint-Philippe, n 19.

Ambroise D., 40 ans, Lyon.
Ganglions inguinaux suppurés.
19 avril. — Extirpation et curage, poudre d'iodoforme.
25 mai. — Sort guéri.

Observation XIII (Résumé)

Salle Sainte-Anne, n° 14

Marie A...., 18 ans, journalière à Lyon. Fistule consécutive à un ulcère ganglionnaire de l'aisselle droite datant de 3 ans 1/2. Plusieurs interventions antérieures faites par M. Poncet.

27 Avril. — Curage et iodoforme. La malade sort guérie le 29 mai.

Observation XIV (Résumé)

Louise G..., 24 ans, domestique à Rumilly (Haute-Savoie).
Ostéite du coccyx, à la suite d'une fièvre typhoïde.

17 juin, — Résection du coccyx. Point de suture à la partie inférieure. Poudre d'iodoforme et gaze phéniquée.

19. — Pas d'odeur, pas de pus, pas de réaction inflammatoire. Iodoforme.

25. — Réunion par première intention, à la partie inférieure ; en haut, où il y avait une perte de substance, la plaie va très bien.

19 juillet. — La malade sort guérie.

Observation XV (Résumé)

Hôtel-Dieu, salle Saint-Philippe, n° 5.

Jourdan D., 28 ans, Rivera (Italie), terrassier.
Carie des os du tarse et des métatarsiens.
On essaie tout d'abord la conservation qui ne peut réussir.

27 avril. — Opération de Pirogoff ; section très oblique du calcaneum ; pas de suture osseuse, mais suture profonde avec fils d'argent. Pansement de Lister.

4 mai. — Suppuration des gaînes, on les débride et on les racle. Poudre et bâtonnets d'iodoforme.

Sous l'influence de l'iodoforme, la suppuration a diminué et les trajets se sont fermés.

17 juin. — La réunion osseuse est complète.

Actuellement le malade est en très bon état, et sous peu il ira à Longchêne.

C. Plaies ulcéreuses spontanées.

L'action de l'iodoforme sur les plaies ulcéreuses spontanées est connue depuis longtemps. Dans le traitement du chancre mou, cette substance est en quelque sorte un spécifique pour la promptitude avec laquelle elle opère sans douleur la cicatrisation ; dans les syphilides ulcérées, les rupias, les gommes, les plaques muqueuses, les résultats ne sont pas moins merveilleux ; mais ce sont là des questions trop spéciales que je n'ai pas la prétention de traiter, je veux seulement résumer quelques observations cliniques qui démontrent combien sont caractéristiques les modifications que subissent les ulcères de la jambe sous l'influence de l'iodoforme.

Observation XVI (Résumé)

Hôtel-Dieu, salle Sainte-Anne, n° 10.

Françoise G., 47 ans, canettière, Saint-Etienne (Loire).

Pas d'antécédents héréditaires. Pas de syphilis.

Ulcère siégeant à la face interne de la jambe droite, au tiers inférieur, à la suite de varices produites lors de la dernière grossesse, survenue il y a seize ans.

Le fond de l'ulcère est blanc-grisâtre et laisse écouler un pus sanieux d'une odeur fétide ; les bords sont taillés à l'emporte-pièce. Dans sa plus grande largeur, il mesure 5 cent., longueur de 10.

A son entrée, on désinfecte l'ulcère à l'acide phénique ; la mauvaise odeur persiste.

23 février. — Pansement à la poudre d'iodoforme qu'on recouvre de coton-borique et de bandes de tarlatane.

1er mars. — L'ulcère a déjà changé d'aspect. Son fond, de blanc-grisâtre a pris une coloration rougeâtre. Pas d'odeur et, au lieu du pus sanieux des premiers jours, on ne trouve que du suintement sanguin. Poudre d'iodoforme.

7 mars. — La profondeur de l'ulcère a diminué, ses bords ne

sont plus à l'emporte-pièce ; le processus de réparation est en pleine activité. Poudre d'iodoforme.

15 mars. — L'ulcère a diminué de moitié. Poudre d'iodo·forme.

22 mars. — Les progrès de la cicatrisation sont de plus en plus frappants.

28 mars. — Les chairs sont à niveau : il ne reste plus qu'une portion, large comme une pièce de un franc, à se cicatriser. Iodoforme.

10 avril. — Guérison.

Observation XVII (Résumé)

Hôtel-Dieu, salle Saint-Philippe, n° 18.

Antoine P..., 70 ans, Tramolé (Isère), cultivateur.

Ulcère simple de la face dorsale du pied. On avait proposé l'amputation, lorsque M. le professeur Léon Tripier essaya la poudre d'iodoforme le 1 février 1882. Les modifications furent remarquables ; la mauvaise odeur disparut ; à l'aspect atone succéda bientôt une coloration rose vif.

Le 26 février, l'ulcère était presque complètement cicatrisé lorsque le malade demanda à sortir.

Observation XVIII (Résumé)

Hôtel-Dieu, salle Saint-Philippe

Pierre S..., 78 ans, né à Parigny (Loire), menuisier.

Ulcère variqueux siégeant à la face interne de la jambe droite de la largeur de la paume de la main, à bords déchiquetés ; il répand une odeur fétide, le fond est grisâtre.

1er février 1882. — Pansement à la poudre d'iodoforme. L'ulcère était presque guéri, lorsque le malade est mort d'une hémiplégie gauche ; il était athéromateux (26 février).

Observation XIX (Résumé)

Hôtel-Dieu, salle Saint-Philippe, n° 22

Maurice T., 41 ans, Romagnieu (Isère), cultivateur.

Ulcère variqueux siégeant à la face interne de la jambe gauche au tiers inférieur ; il date depuis trois ans. Le fond est blanc-grisâtre et laisse écouler un pus sanieux d'une odeur fétide ; les bords sont taillés à pic. Il a une longueur de 10 à 12 cent. ; dans sa plus grande largeur, il en mesure 6 à 8.

Toujours à la face interne de la jambe gauche, second ulcère produit par l'application d'une pastille de potasse ; il est beaucoup moins étendu que le premier, 3 à 4 cent. de long sur un de large.

On désinfecte à l'acide phénique, la mauvaise odeur persiste.

25 février. — Pansement poudre d'iodoforme.

4 mars. — Les ulcères sont complètement modifiés ; plus de pus sanieux, plus d'odeur fétide, bourgeons charnus rose-tendre. Poudre d'iodoforme.

15 mars. — L'épidermisation a séparé en deux îlots l'ulcère principal ; le petit ulcère est guéri. Poudre d'iodoforme.

31 mars. — Le malade sort de l'hôpital ; il ne reste plus que deux petits points à cicatriser.

D. Chirurgie des orifices naturels et des organes génitaux

La poudre d'iodoforme permet l'emploi de la méthode antiseptique dans la cavité buccale, dans le voisinage du rectum et des organes génitaux. Avec le pansement de Lister, on n'obtient pas une asepsie rigoureuse.

Dans certaines affections de l'anus, l'iodoforme joue également un rôle topique de la plus haute importance ; il calme, comme nous l'avons déjà vu, les douleurs de la fissure.

C'est particulièrement dans la région anale que M. le professeur L. Tripier fait usage de gaze iodoformée. Après l'opération des fistules, fissures ou hémorrhoïdes, il entoure de cette gaze un gros tube de caoutchouc qu'il introduit dans le rectum, après en avoir saupoudré la cavité d'iodoforme. Pour placer ce tube, ce qui n'est pas toujours facile, M. le professeur L. Tripier fait construire un instrument sur le modèle de celui qui sert pour le drainage des plaies.

Observation XX (Résumé)

Hôtel-Dieu, salle Sainte-Anne, n° 2.

R. Th., 22 ans.

Fissure anale : fissure de deux à trois millimètres en arrière de l'anus. Douleurs très-vives après chaque selle.

20 janvier. — Anesthésie et dilatation avec les doigts ; légère hémorrhagie iodoforme. Opium.

22 janvier. — Pas de réaction inflammatoire.

25 janvier. — Douleurs ont cessé.

La malade sort entièrement guérie le 8 février.

Observation XXI (Résumé)

Hôtel-Dieu, salle Saint-Philippe, n° 6.

Jean-Baptiste A., 39 ans.

Fissure anale, anciennes hémorrhoïdes enflammées, abcès. Douleurs atroces après chaque selle.

10 février. — On endort le malade. Incision de la muqueuse décollée, dilatation du sphincter. Pansement à la poudre d'iodoforme. Opium.

11 février. — Pas de réaction inflammatoire. Pas d'odeur.

13 février. — Le malade ne souffre plus ; la plaie est rose.

21 mars. — Sort guéri.

Observation XXII (Résumé)

Hôtel-Dieu, Salle Saint-Philippe n° 16.

Jules M..., 39 ans, corroyeur.

Fistules à l'anus, multipl. s.

14 mars. — Incision des trajets au bistouri; pansement à l'iodoforme. Opium.

15 mars. — Pas de réaction inflammatoire, la plaie a très-joli aspect.

10 avril. — Malade sort guéri.

Observation XXIII (Résumé)

Hôtel-Dieu, salle Saint-Philippe, n° 4.

François D..., 49 ans.

Fistules à l'anus.

11 avril. — Incision des trajets au bistouri.

Pansement à l'iodoforme.

Le 11 mai, malade sort guéri.

ARTICLE VI. — INCONVÉNIENTS

DU PANSEMENT A L'IODOFORME

Quels que soient les avantages d'un médicament, il est bien rare qu'il ne présente pas aussi quelques inconvénients. On a reproché à l'iodoforme son prix élevé, sa mauvaise odeur, cette odeur caractéristique qui est si

10

antipathique à des malades qu'elle leur occasionne des vomissements. Mais ce ne sont là que des griefs très légers : le prix élevé est atténué par les pansements rares et tout porte à croire qu'avec des préparations chimiques nouvelles, cet inconvénient disparaîtra complètement ; on peut remédier à l'odeur en mettant en usage les procédés de désinfection que j'ai indiqués : fève de tonka, essence de bergamotte, etc.

On a aussi reproché à l'iodoforme de produire des phénomènes irritatifs quelquefois très accusés. Kœnig, de Gœttingen, a signalé l'erythème papuleux à la suite du pansement à l'iodoforme. M. Le Dentu a publié un cas d'eczéma iodoformique qu'il avait observé dans son service hospitalier, à Paris. Il s'agissait d'un malade amputé de la jambe et dont la cicatrice s'était ouverte de nouveau ; il fut pansé à l'iodoforme et ce ne fut qu'une vingtaine de jours après le début du traitement qu'on vit apparaître un eczéma occupant toute la partie postérieure de la cuisse et de la fesse.

Ces exanthèmes ont aussi été notés par Zeisel qui en a étudié deux cas très intéressants à la clinique d'Albert, à Vienne ; ils concernent un enfant de 3 ans qui, après l'extraction d'un séquestre du tibia, fut pansé à l'iodoformé, et un homme de 36 ans, tuberculeux atteint d'une carie costale traitée avec les cylindres d'iodoforme. Chez l'enfant, l'exanthème se développa au milieu de violents symptômes fébriles sur le tronc, la face interne et supérieure des cuisses, sous la forme d'une coloration rosée, diffuse, disparaissant sous la pression digitale. A la face interne des bras, on remarquait çà et là des places érythémateuses ; le gosier ne présentait aucun signe d'angine, il était donc permis d'éliminer la scarlatine. Les urines étaient troubles : l'analyse décela la présence d'iodures et d'albumine en quantité notable. Trois jours après qu'on eût enlevé tout l'iodoforme qui se trouvait sur la plaie, l'exanthème et l'albumine disparurent.

Un mois plus tard, on employa de nouveau le pansement iodoformique : chose remarquable, l'exanthème reparut avec les mêmes signes.

Dans le second cas, les symptômes généraux firent absolument défaut, pas d'élévation de la température, pas d'anorexie, pas d'albumine.

L'exanthème siégea aux extrémités et au niveau de la région lombaire ; il était constitué par des plaques rouges légèrement saillantes.

Mais j'ai hâte d'arriver aux véritables dangers de l'iodoforme dont l'emploi intempestif a été parfois suivi d'intoxication.

INTOXICATION

En parcourant les journaux allemands, qui ont paru dans ces derniers temps, on est tout étonné de voir des chirurgiens, jadis si enthousiastes de l'iodoforme, l'incriminer d'accidents les plus graves. Kœnig, de Gœttingen, Schede, de Hambourg, Hœftmann, de Kœnisberg, en ont publié des exemples assez nombreux, allant depuis des troubles légers jusqu'à la mort ; Kocher, de Berne, va jusqu'à demander qu'un congrès chirurgical prononce la déchéance de ce médicament.

Avant d'accepter un jugement aussi sévère, analysons succinctement les mémoires étrangers, qui ont paru sur ce sujet ; nous y puiserons les éléments nécessaires pour présenter le tableau clinique de l'intoxication par l'iodoforme.

§ 1. — Tableau clinique de l'intoxication par l'iodoforme

Oberlander avait déjà signalé en 1878 deux faits d'intoxication par l'iodoforme ; il s'agissait de deux femmes syphilitiques de l'hôpital municipal de Dresde soumises à l'usage interne de ce médicament. La première avait pris, dans l'espace de 80 jours, 42 grammes d'iodoforme administré en pilules de 1 centigramme. Elle eut tout d'abord des étourdissements, de la faiblesse et de la diplopie ; au bout de deux jours, elle tomba dans un profond sommeil que remplaça, un jour et demi plus tard, une période d'exaltation violente avec céphalagie intense, loquacité délirante et sentiment d'anxiété. Elle éprouva ensuite une lassitude si grande qu'elle ne pouvait se tenir debout ; puis, il y eut une nouvelle recrudescence passagère des accidents du début, après quoi l'état morbide disparut graduellement ; il avait duré quinze jours en tout.

Chez la seconde malade, âgée de 69 ans, les premiers signes d'intoxication parurent au bout de sept jours de traitement ; elle avait ingéré 5 grammes d'iodoforme. Les phénomènes d'empoisonnement consistèrent plutôt en une période de sommeil complet qui persista cinq jours ; le réveil fut très lent et fut suivi, pendant plusieurs semaines, d'étourdissements marqués et d'un sentiment de faiblesse extrême.

Les premiers cas de mort qui suivirent l'emploi de l'iodoforme sur les surfaces cruentées furent observés à la clinique de Billroth, à Vienne, et à la clinique de Fischer, à Breslau.

Les cas de Billroth, au nombre de deux, ont été décrits par Mikulicz ; ils survinrent chez une jeune fille de 10 ans et chez un petit garçon de 5 ans.

La jeune fille était atteinte d'un abcès froid situé au-dessous du grand trochanter ; on l'ouvrit par une incision de 15 centimètres de long et on pansa à la poudre d'iodoforme. Jusqu'au 20° jour, aucun désordre remarquable ne se manifesta ; vers le 22° la malade commença à avoir de la diarrhée ; elle présenta une apathie insolite et perdit complètement l'appétit. A cet abattement, succéda bientôt une agitation d'une certaine durée et dès le 26° on observa des symptômes de méningite ; les pupilles étaient dilatées, le regard fixe, la langue sèche. On nota des vomissements répétés, des contractures convulsives aux extrémités supérieures, un pouls fréquent de 100 à 110 pulsations, bien que la température fût normale, quoique l'iodoforme ait été enlevé de la blessure dès le 25° jour, l'enfant mourut le 28°.

A l'autopsie, on ne trouva rien dans le cerveau, ni dans les méninges. Dans les autres organes, absence de tubercules ; les reins offraient une congestion intense·

Après une résection de la hanche chez un petit garçon on avait rempli la cavité de 120 grammes d'iodoforme. Le malade ne présenta rien d'anormal jusqu'au 20° jour ;

le 23', des symptômes de méningite se déclarèrent ; la mort arriva le 25· jour. L'autopsie fut négative.

A la clinique de Fischer, ce furent deux personnes déjà d'un certain âge, homme et femme, qui furent intoxiquées ; les observations ont été prises par le docteur Henry.

L'homme avait 57 ans et souffrait d'une synovite fongueuse du coude avec abcès intra-musculaires ; la résection fut pratiquée en suivant les règles antiseptiques, la cavité articulaire tout entière fut remplie d'iodoforme, 150 grammes au moins.

Le malade fut quelque peu excité et délira même pendant un jour ; puis il devint très-tranquille. Il était couché dans son lit les yeux ouverts, la pupille resserrée, indifférent à tout ce qui se passait autour de lui et ne comprenant pas les paroles qui lui étaient adressées.

La température resta normale, le pouls devint fréquent et petit. On nota ensuite l'aplatissement du ventre et la raideur des muscles de la nuque, ce qui donna l'idée d'une méningite tuberculeuse. Le malade mourut lé cinquième jour, dans un coma profond avec les symptômes d'un œdème pulmonaire.

A l'autopsie on n'observa aucune trace de méningite tuberculeuse, mais de l'emphysème et du catarrhe bronchique, la dégénérescence graisseuse du cœur, des reins et du foie.

Une vieille femme de 63 ans, avec un abcès peri-articulaire du genou qu'on avait ouvert et pansé à la poudre d'iodoforme (100 à 150 gr.), mourut dans les mêmes conditions. avec les mêmes symptômes et les mêmes lésions.

Le cercle des intoxications ne tarda point à s'étendre et à jeter l'émoi dans le monde chirurgical. Kœnig s'en inquiéta, et, faisant appel à la bonne foi de ses collègues, les pria de publier les faits personnels qu'ils auraient pu observer. Grand nombre de chirurgiens firent alors connaître les résultats de leur pratique, et certains ne craignirent pas d'avouer qu'ils avaient eu des déboires tels, qu'ils n'osaient plus se servir d'iodoforme.

Le temps me manquerait pour analyser tous les mémoires qui furent écrits sur ce sujet ; je n'étudierai que ceux de Kœnig et de Schede.

Kœnig. — Kœnig distingue deux formes principales : l'intoxication légère et la forme grave.

Dans l'intoxication légère, les malades accusent de la céphalagie, de l'affaiblissement de la mémoire, de l'insomnie, et présentent une grande versatilité dans le caractère. L'accélération du pouls est énorme. Le délire est un symptôme fréquent, il affecte les allures du délire de persécution. Cette perturbation intellectuelle ne dure que quelques jours ; la guérison est la règle constante.

Dans la forme grave, le délire devient furieux ; les malades ont des hallucinations de nature variable. Ils refusent l'alimentation ; les urines sont rares ; le pouls est accéléré, la température monte à 40° c. Presque toujours le dénouement est fatal, les malades meurent dans le coma.

La *statistique de Kœnig* porte sur 32 cas ; 19 hommes, 13 femmes. En les dépouillant plus attentivement, on voit que la majorité des accidents appartient à un âge avancé : 15 cas jusqu'à 35 ans ; 21 cas de 35 à

75 ans. Et sur ces 21 cas, nous trouvons que de 35 à 50 ans, il n'y a que 6 intoxications, quand on en compte 4 de 50 à 60.

La gravité est également proportionnelle à l'âge avancé : des 13 cas graves ou mortels, 9 sont arrivés chez des gens de plus de 50 ans, tandis que, dans 15 cas légers, 9 fois le malade avait moins de 50 ans.

Voici quelques-unes des observations que Kœnig cite à l'appui de sa cause ; je rapporte les plus probantes :

I. — Homme de 61 ans, opéré de résection du genou pour arthrite déformante ; hémorragie pendant l'opération. Pansement avec 80 grammes d'iodoforme. Au 9· jour, agitation ; le malade défait son pansement, puis il tombe dans le coma et meurt onze jours après l'opération.

II. — Homme de 70 ans. Extraction d'un séquestre, pansement avec 10 à 15 grammes d'iodoforme. Le malade reste huit jours sans fièvre, puis les phénomènes cérébraux apparaissent et la mort survient trois semaines après le début des accidents. Signes de méningite chronique à l'autopsie.

III. — Femme de 69 ans, robuste. Extirpation de la mamelle. Pansement iodoformique. Au 10· jour, tentative de fuite, refus de nourriture, agitation extrême, pas de fièvre. Emission involontaire d'urine et de matières. Œdème pulmonaire. Mort neuf jours après. Pas d'autopsie.

IV. — Femme de 67 ans. Résection du coude, 10 à 15· grammes d'iodoforme. Hallucinations, refus de nourriture. Collapsus et mort rapide.

V. — Enfant de 5 ans. Abcès de coxalgie. On bourre la cavité d'iodoforme, 60 grammes environ. Chute de la température. Tendance au sommeil pendant 6 semaines. Transpirations profuses. Guérison.

VI. — Enfant de 6 ans. Abcès fétide de la hanche, raclage ; 20 grammes d'iodoforme. Vomissements et fièvre, apathie,

tendance aux larmes, soif ardente. Miction difficile, urines san-
glantes. Pouls petit, fréquent. Guérison.

VII. — Jeune fille de 15 ans. Résection de la hanche. Abcès
de la partie interne de la cuisse pansé à l'iodoforme, 30 grammes environ. Au 2ᵉ jour, vomissements, contractures des extrémités supérieures. Perte de connaissance. Pupilles contrac-
tées. Pouls, 120 à 150. Température, 36° c. Contracture et
convulsions des bras. On enlève l'iodoforme. Après trois jours,
élévation de température. Mort deux mois après l'opération.

A l'autopsie, foie gras, reins gras, rate ferme, anémie cérébrale.

M. Schede. — Pour M. Schede, les troubles généraux
qui se voient fréquemment à la suite du pansement iodoformique peuvent se diviser en 3 degrés :

1° Forme légère. — Les accidents sont caractérisés
par une élévation de la température souvent considérable, mais de peu de durée.

L'état général n'est guère troublé comme dans la
fièvre aseptique (Volkmann).

2° Forme moyenne. — A un degré plus avancé, les
malades ont de l'anorexie; ils se plaignent de trouver le
goût de l'iodoforme aux aliments; ils ont de la céphalagie, ils deviennent moroses et pleurent sans motif; le
pouls est petit, mou, dépressible, accéléré; il bat 150 à
180 fois à la minute; il devient impossible de compter,
et, phénomène important à noter, la température ne
s'élève pas ou presque pas.

L'état général peut rester satisfaisant; mais pour
maintenir les accidents à ce degré, il est absolument
nécessaire d'éviter tout contact nouveau de la plaie
avec l'iodoforme.

Dans quelques circonstances, l'accélération énorme du pouls coïncide avec une fièvre intense, sans qu'on puisse la rattacher à des accidents septiques. Dans une autre catégorie de cas, M. Schede place les sujets qui, à la suite d'une opération, ayant eu le pouls plein, vigoureux, ont rapidement succombé dans le collapsus, après que la plaie eût été saupoudrée d'iodoforme.

3° Forme grave ou cérébrale. — La dernière modalité de l'intoxication, celle qui est la plus fréquente et la plus redoutable à cause de son début foudroyant, se caractérise par les troubles de l'activité cérébrale. Chez les enfants, on observe les symptômes d'une méningite aiguë; coma, contracture, inégalité pupillaire, rapidité du pouls sans élévation de la température. Schede a observé ces accidents chez un enfant de 9 ans, opéré de la résection de la hanche; ils débutèrent trois semaines après l'opération; la mort survint en 4 jours; l'autopsie fut négative. Un autre exemple analogue fut suivi de guérison.

Les troubles psychiques s'observent chez les adultes; il existe tantôt de l'excitation, tantôt de la dépression. Il y a souvent un délire furieux éveillé par des idées terrifiantes; il peut y avoir également un véritable délire lypémaniaque, avec tendance au suicide; deux malades ont même fait des tentatives, l'un pour se pendre, l'autre pour se noyer. Schede a observé 5 cas de troubles cérébraux : 2 fois il y a eu de l'excitation, et 3 fois une dépression profonde. Il insiste beaucoup sur ce fait, que des accidents toxiques graves se sont manifestés dans des circonstances où l'iodoforme avait été répandu sur une plaie en minime quantité, 1 gramme.

Kocher, de Berne, a observé, de son côté, 23 cas d'empoisonnement depuis qu'il emploie l'iodoforme dans le pansement des plaies fraîches ; Czerny, Küster, Georges, Hœftmann, etc., ont publié également des observations semblables.

De mon côté, j'ai observé, à la clinique de M. le professeur L. Tripier, un cas d'intoxication iodoformique à forme légère. Je transcris l'observation, qui est des plus intéressantes : l'état intellectuel s'est amendé progressivement à la disparition des iodures alcalins dans les urines.

Intoxication iodoformique (Obs. personnelle)

Hôtel-Dieu, salle Sainte-Anne, n° 26.

Jeanne P..., 61 ans, domestique à Saint-Bonnet (Rhône). — Carcinôme du sein droit, ganglions engorgés dans l'aisselle correspondante.

27 juin. — Amputation du sein droit avec curage de l'aisselle. La perte de substance étant très considérable, on ne peut réunir à la partie médiane ; à ce niveau on saupoudre de 20 à 30 gr. d'iodoforme. Pansement de Lister.

Le soir, temp. vaginale : 37,3 c.

Du 28 au 9 juillet, rien d'anormal ; pas de température, la plaie va très bien. On a fait 5 pansements ; chaque fois on a employé de 15 à 25 grammes d'iodoforme.

9 juillet. — La malade a eu une forte indigestion, elle avait mangé différents aliments apportés du dehors.

On refait le pansement qui a été souillé ; la plaie a très joli aspect granuleux. Poudre d'iodoforme, Lister.

10. — Depuis le 9 au soir, la malade présente quelques troubles de l'intelligence ; perte de la mémoire, grande versatilité dans le caractère, délire pendant le jour et la nuit.

On enlève tout l'iodoforme qui est adhérent à la plaie qu'on lave à l'acide phénique ; pas de complications. Lister.

Puls.: 88 à la minute. Temp. $\begin{cases} 38. \\ 38,3 \end{cases}$

11. — Emission involontaire d'urines et de matières fécales.

Pas de changement dans la pupille. La malade me prend pour un croque-mort. Grande loquacité, excitation. Pas d'anorexie, sueurs profuses.

D'après les renseignements pris, jamais elle n'avait présenté des troubles cérébraux antérieurs, pas d'antécédents héréditaires de ce côté.

Puls. : 76. Temp. . . . . $\begin{cases} 37,8. \\ 38,3. \end{cases}$

12 juillet. — Les troubles intellectuels sont intermittents.

76 pulsations. Temp. $\begin{cases} 38. \\ 38,3. \end{cases}$

L'analyse des urines décèle la présence d'iodures alcalins, coloration améthyste des plus marquées ; 70 cent. cubes d'urine renferment o gr. 034 d'iode ou o gr. 044 d'iodure de potassium. Pour 1000, nous aurions 0,485 d'iode ou 0,628 d'iodure de potassium. Pas d'albumine. Urines de coloration rouge-foncé.

13. — Les troubles intellectuels continuent.

72 pulsations. Temp. $\begin{cases} 38. \\ 38,3 \end{cases}$

Urines : coloration améthyste type.

14. — Toujours émission involontaire d'urines et de matières.

Pansement : La plaie est en très bon état ; Lister.

Rien du côté des poumons.

Délire, loquacité.

Coloration améthyste diminue.

Température $\begin{cases} 37,7. \\ 37,8. \end{cases}$

15. — 84 pulsations. Temp. $\begin{cases} 38. \\ 38,3 \end{cases}$

Coloration améthyste diminue; les urines deviennent claires. Plus de délire et moins de loquacité.

16. — 64 pulsations. Temp. $\begin{cases} 37,8. \\ 37,4. \end{cases}$

Etat intellectuel s'amende.
Coloration améthyste faible.

17. — 64 pulsations. Temp. $\begin{cases} 37,5. \\ 38. \end{cases}$

Coloration améthyste très faible.
Etat intellectuel normal.
18. — Pansement de Lister ; la plaie va très bien.
Coloration améthyste très légère.
Etat intellectuel normal.
19. — Plus d'iodures. Guérison.

J'ai également observé des troubles intellectuels chez un homme de 67 ans pansé à la poudre d'iodoforme, après l'opération d'une fistule à l'anus. Mais ils étaient plutôt sous la dépendance de l'athérome, dont le malade présentait tout le cortège simptomatique ; par mesure de précaution, l'iodoforme fut cependant suspendu. L'état mental s'améliora petit à petit, la courbe thermique resta normale, et il y eut plutôt un ralentissement du pouls. Une quinzaine de jours plus tard l'usage de l'iodoforme fut repris, on ne constata pas de troubles cérébraux. Discuterai-je aussi le cas d'un vieux bonhomme, athéromateux par excellence, qui succomba à une hémiplégie gauche, après avoir été pansé à l'iodoforme pour un ulcère de la jambe ? Il n'y a là aucune relation et il ne faudrait pas attribuer tous les insuccès ou les maladies intercurrentes à l'action de ce médicament.

Les symptômes les plus caractéristiques ont donc toujours été marqués par l'excitation cérébrale, les troubles digestifs ; enfin, cette rapidité considérable du pouls en désaccord avec le peu d'élévation de la température. J'ajouterai un autre signe dont la constance m'a toujours frappé dans le cours de mes recherches expérimentales, je veux parler de la congestion pulmonaire et sur laquelle je n'ai peut-être pas assez insisté. Dans les observations cliniques de Kœnig, je la trouve signalée plusieurs fois, et dernièrement encore Aschenbrandt décrivait l'iodoformpneumonie comme un symptôme fréquent dans ces accidents toxiques qui ont été exagérés dans beaucoup d'observations.

Jamais, avec M. Schede, je n'admettrai qu'un gramme d'iodoforme ait pu produire des manifestations graves. Il faut aussi se rappeler qu'une méningite peut nous donner le change ; dans l'observation II, de Kœnig, l'intoxication eût du être écartée, puisqu'à l'autopsie on avait trouvé des signes de méningite chronique. Les seules lésions vraiment pathognomoniques sont : la congestion du poumon, la dégénérescence graisseuse du foie, des reins et du cœur. Du vivant, n'est-il pas aussi souvent difficile de déterminer la valeur des symptômes légers de l'intoxication iodoformique ? les vomissements, l'anorexie, la fièvre, l'accélération du pouls, le délire, etc., peuvent s'interpréter de différentes façons.....

§ 2. — Pathogénie

Si l'absorption de l'iodoforme au niveau des plaies était aussi active que dans le tube digestif, on comprendrait facilement que de petites quantités de ce médica-

ment, en application topique, pourraient produire des
accidents toxiques très-graves. Mais ici les conditions
sont changées, l'absorption est moins grande et partant
l'intoxication plus difficile.

J'ai essayé de reproduire expérimentalement des accidents toxiques en répandant de la poudre d'iodoforme
sur des plaies que j'ai pratiquées sur des cobayes, lapins
et chiens.

Expérience I

Cobaye. — On pratique une petite plaie dans la région du
flanc gauche pour introduire 2 grammes de poudre d'iodoforme ; points de suture en fils métalliques.

Aucun phénomène toxique n'a été noté.

Quelques jours plus tard, nouvelle plaie sur la région dorsale ; on introduit 3 grammes d'iodoforme, points de suture.

Rien d'anormal ; il y a eu seulement un peu d'empâtement
de la région et écoulement de sérosité.

Expérience II

Lapin. — On fait 3 plaies : 2 à la région fémorale, une dans
la région du flanc gauche, on les saupoudre de 8 grammes
d'iodoforme. Points de suture en fils métalliques.

Rien d'anormal.

Mes expériences sur les chiens ne m'ont malheureusement donné que des résultats incomplets ; malgré
toutes les précautions prises, ces animaux arrivaient le
plus souvent à enlever les points de suture et à lécher
l'iodoforme ; il intervenait donc une cause d'erreur,
l'absorption par le tube digestif.

Dans ces conditions, de deux chiens, l'un est mort au bout de quatre jours dans des phénomènes convul-sifs et tétaniques, l'autre est actuellement atteint d'une pneumonie droite. Je n'ai réussi que dans un cas, dont je vais rapporter l'observation.

Expérience III

Chienne (8 kil.). — On pratique une plaie dans la région carotidienne gauche ; on introduit 20 grammes de poudre d'io-doforme ; sutures métalliques, l'animal est muselé.

Température rectale 39°.

18 juillet. — Un peu d'acélération du pouls ; température 40° ; catarrhe oculaire. Gonflement au niveau de la région.

19. — Il s'écoule de la sérosité en grande abondance, mais pas de pus. Aucune manifestation toxique.

20. — 39,8. L'accélération du cœur a disparu. Le gonflement de la région est considérable, toujours beaucoup de sérosité, mais pas de pus.

21. — 39,3, Catarrhe oculaire prononcé. Empâtement de toute la région.

22. — A part le gonflement, rien d'anormal.

24. — 39,6 ; écoulement séreux plus abondant que jamais.

27. — On défait les points de suture . on trouve presque tout l'iodoforme qu'on avait introduit ; il a joué le rôle de corps irritant : les parois de la plaie sont rouges, granuleuses et épaisses.

20 grammes d'iodoforme n'ont donc amené aucun phénomène toxique ; mais il faut se rappeler qu'ils ont été répandus sur une plaie plutôt profonde que large et que le danger d'intoxication ne dépend pas seulement de la quantité de poudre employée, mais surtout de l'étendue de la surface absorbante.

Il faut également faire intervenir la nature des éléments qui composent cette plaie et la pression qu'on exerce sur le pansement, ce sont deux facteurs qu'on ne doit jamais perdre de vue car, je l'ai déjà dit, la présence d'éléments graisseux est une condition éminemment favorable à l'absorption de l'iodoforme, ainsi qu'une pression trop forte exercée sur le pansement.

M. Schede, Kocher, de Berne, pour expliquer ces accidents toxiques s'appuient avec raison sur l'action cumulatrice de l'iodoforme, que j'ai mise en relief dans ma partie physiologique. Mosetig - Moorhof explique les choses autrement; pour lui, les accidents tiendraient à ce qu'on a utilisé concurremment l'iodoforme et l'acide phénique , ce dernier sous forme de lavage, de gaze. L'acide phénique produirait de la néphrite qui empêcherait l'élimination du médicament dont l'accumulatiou dans le sang serait la seule cause de l'intoxication. Sur les conseils de M. le professeur L. Tripier et sous la direction de M. Arloing, j'ai institué une série d'expériences, pour juger de la valeur de cette théorie, qui n'était pas sans donner de sérieuses inquiétudes aux partisans du pansement mixte à l'iodoforme et à l'acide phénique : je vais en résumer quelques-unes.

Expérience I

3 avril. — Chien de taille moyenne.

Température rectale, 37,5 (centig.).

Injection hypodermique d'un cent. cube solution acide phénique à un pour cent.

L'analyse des urines ne décèle la présence d'aucun produit anormal ; pas de sucre, pas d'albumine.

4. — Temp. r. 38,3. Pas d'albumine.

Injection de 2 cent. c. solution acide phénique à 1 o/o.

5. — Temp. r. 38,5. Pas d'albumine.

6. — Temp. r. 38,6. Pas d'albumine.

11. — Temp. r. 38,3.

Injection de un cent. c. Solution d'acide phénique à 5 o/o.

Le chien a beaucoup maigri.

12. — Temp. 38,8. Tremblement nerveux remarquable; pas d'albumine.

Injection de 2 cent. c. Solution acide phénique à 5 o/o.

13. — Temp. 38,5. Tremblement nerveux, besoin incessant de mouvements.

Pas d'albumine.

Injection de 4 cent. c. de la même solution.

14. — Injection de 6 cent. c.

15. — Temp. r. 38,6. Pas d'albumine.

Injection de 8 cent. c. solution à 5 o/o.

16. — Temp. r. 38,1.

Injection de 8 cent. c.

18. — Temp. r. 38,7. Pas d'albumine.

Chien maigrit de plus en plus; tremblement persiste.

Injection de 10 cent. c.

19. — Temp. r. 38,8. Pas d'albumine.

Injection de 12 cent. c.

20. — Pas d'albumine.

22. — Temp. r. 39. Pas d'albumine.

Injection de 8 cent. c. solution acide phénique à 8 o/o.

Diarrhée abondante. Mouvements convulsifs.

24. — Mort.

A l'autopsie, on trouve la vessie gorgée d'une urine blanchatre; pas d'albumine. Pendant toute la durée de l'expérience, les urines avaient présenté une coloration rouge brique foncé.

Sur des coupes histologiques du rein (toujours dues à l'obligeance de M. Vialleton), on ne trouve pas de néphrite; on note seulement un peu de rougeur, au niveau des pyramides, mais à un très-léger degré.

Expérience II

19 avril. — Lapin 1 kil. 960).

Température rectale 38,5.

Pas d'albumine dans les urines.

Injection hypodermique de 4 cent. c. solution acide phénique à 8 o/o.

20. — Temp. r. 39,2. Pas d'albumine.

Nouvelle injection de 4 cent. c.

21. — Temp. r. 39. Pas d'albumine.

Injection de 6 cent. c.

22. — Temp. r. 39,8 Pas d'albumine.

Injection de 8 cent. c.

24. — Temp. r. 39,2. Pas d'albumine.

Injection de 10 cent. c.

25. — Mort.

L'examen histologique des reins ne révèle pas de néphrite.

Expérience III

Lapin (1 kil. 815).

Après avoir reçu en injections hypodermiques, 15 cent. c. de solution acide phénique à 6 o/o, cet animal est mort sans néphrite.

De l'exposé de ces expériences, il m'est donc permis de conclure que les accidents toxiques, qui surviennent dans le cours d'un pansement mixte à l'iodoforme et à l'acide phénique, ne sont pas dûs à la néphrite qu'occasionnerait ce dernier antiseptique, comme le voulait Mosetig.

En résumé, il faut tenir compte de plusieurs circonstances : l'âge du sujet, l'étendue de la plaie, sa nature, la pression qu'on exerce à son niveau ; peut-être y a-t-il aussi une prédisposition individuelle ?

Il sera donc nécessaire de surveiller l'emploi de l'iodoforme, quand nous l'appliquerons sur de larges surfaces, au niveau de l'aisselle et des autres régions où les éléments graisseux dominent ; cette surveillance ne sera jamais assez rigoureuse quand l'iodoforme sera appliqué chez des personnes âgées. En me basant sur les résultats que m'a fournis l'expérimentation, je considérerai également comme une contre-indication à l'emploi de l'iodoforme, le mauvais état du cœur, la susceptibilité des centres nerveux et les affections chroniques de l'appareil respiratoire.

Avec ces réserves, ne craignons pas d'employer l'iodoforme dans les affections où il rend des services réels ; mais il ne faut pas, comme l'ont fait les chirurgiens allemands, le répandre sur les surfaces cruentées aux doses de 150 gr. à 200. En un mot, il faut s'élever contre son abus et non contre son usage.

INDEX BIBLIOGRAPHIQUE

ANNALES DE CHIMIE ET DE PHYSIOL. 1822. Tome XX ;
1823, t. XXII ; 1824, t. XXV ; 1834, t. LVI.

JOURNAL PHARMACIE ET SCIENCES ACCESS. Tome XXIII,
1837 ; t. IV et VI, 1844.

BOUCHARDAT. *Recherches sur la végétation appliquée à
l'agriculture.* 1846.

GLOVER. . Action physiol. et emploi en médecine de
l'iodoforme, in *Union médicale.* 1848.

RIGHINI. . Emploi de l'iodof. comme désinfectant, in
Gazette des hôpitaux. 1853.

MAITRE. . *Etude sur l'iodoforme.* Thèse. Paris, 1856.

MORÉTIN . *Mémoire* in *Archives de méd.* 1856.

UNION MÉDICALE. *Sur la communication de M. Morétin.*
1856.

FRANCHINI *Dis. inaug. sur les ag. anésth. et principalement sur l'iodof.* Turin, 1858.

FRANCHINI *Gaz. hebdo.* 1859.

RIGHINI. . *Iodoformognosie*, trad. Jansens. Bruxelles, 1863.

RIGHINI. . Propriétés chim. physiol, et thérap. de l'io-doforme, in *Gaz. des Höp.* 1864.

GAZETTE MÉDICALE. Paris 1864.

DEMARQUAY. Recherches cliniques sur l'application de l'iodof. au traitement du cancer de l'uté-rus, des maladies de la vessie et de la prostate, in *Bulletin de Thérap.* 1867.

FÉRÉOL. . Iodof. employé comme topique pour cicatri-ser les plaies et les ulcères non cancéreux. *Société de thérapeutique,* 1868.

MAILLARD. Thèse. Paris, 1868.

NIETZKOUSKI. *Iodof. consid. comme cicatrisant et anes-thésique local.* Thèse. Paris, 1869.

FÉRÉOL. . *Revue médico-chirurg.* Pans. à l'iodof, 1871.

PETITEAU. *Emploi de l'iodof.* Thèse. Paris, 1871.

IZARD. . . *Emploi de l'iodof. dans la Syph.* Thèse. 1871.

DÉCUIGNIÉRES. Thèse. Paris, 1872.

COYNE. . . Note sur le traitement local avec la poudre d'iodof. de la gangrène de la vulve chez les petites filles, in *Revue des sciences med. de Hayem.* 1873.

PURDON. . Note on the therapeutical uses of iodoform, in *the Dublin Journal of medical science.* 1873.

Elsberg. . Sur la solution d'iodof. (*Phil. med. Times*) 1873.

Profeta . De l'emploi de l'iodof. dans le trait. des ulcères vénériens (*Ann. de dermat.*). 1873-1874.

Kendrick. Comparative observations on the physiological action of chloral and bromal hydrates, and iodoform (*Edinburgh med. journal*). 1874.

Lazansky. De l'iodof. (*Bœhm. correspond. Bl.*). 1874.

Lazansky. De l'emploi thérap. de l'iodof. ; observ. recueillies à la clinique dermatologique du prof. Pick, de Prague. (*Vierteljahrschr. f. derm. u. syph.*) 1875.

Galland . Crayons d'iodof. *Gaz. de Strasbourg*. 1875.

Badin. . . Album. consécut. à l'appl. d'iode. Thèse. Paris, 1876.

Oberlander. Deux faits d'intox. par l'iodof., in *Deustche Zeitschrift für pratische med*. 1878.

Binz . . . Uber iodoform. und uber iodsaüre, in *Archiv. für experim. Path. und Pharmak*. 1878.

Rabuteau *Thérapeutique et Chimie médicale*. 1878.

Wurtz . . *Chimie médicale*. T. II. 1878.

Hœgyes. . Remarques sur l'action physiol. de l'iodof. et sur les transformations que subit cette substance dans l'organisme. in *Archiv. für experim. Path. und Pharmak*. 1879.

CZARDA . . Emploi de l'iodof. in *Wiener med. Presse.* 1880.

MICHEL . . *Trait. du pannus par l'iodof.* Thèse. Paris, 1880.

SPENCER .. Iodoforme et alun dans la thérapeutique de l'oreille. In *Américan journal of otology.* 1880.

BŒCHAT (de Fribourg). Traitement du goître par l'io-dof. in *Correspond. Blatt für Schweizer Aerzte.* 1880.

YVON . . . *Analyse des urines.* 1880.

BINZ . . . Action antipyrétique des acides iodés. In *Arch. für experim. Path. und Pharmak.* 1880.

ARCHIV. FUR KLINISCHE CHIRURGIE. 1881.

CENTRALBLATT FUR CHIRURGIE 1881

N° 48. WŒLFLER, Uber die Anwendung des Iodoforms, in *der Mundhœhle.* KŒNIG, *Das Iodoform als antiseptisches Verbandmittel.* MOSETIG-MOOR-HOF, *Iodoformverband.*

N° 52. KŒNIG, *zur Iodoformfrage.*

MIKULICZ . Nouvelles recherches sur l'usage de l'iodof. in *Berliner Klinische Wochenschrift.* 1881.

DELBASTAILLES ET TROISFONTAINES. *Du Pansement à l'iodof.* Liège, 1882.

MANN. . . De l'iodof. dans le traitement des femmes en couches. in *Centralblatt fur Gynœkolo-gie.* 1882.

MIKULICZ . Die Verwendung des iodoforms. in *der Chirurgie*, in *Wiener Klinik*. 1882.

MOSETIG-MOORHOF. *Der Iodoform Verband (Sammlung Klinischer, Vortrægl von Richard Volk-mann)*. 1882.

CENTRALBLATT FUR CHIRURGIE 1882

N° 1. MIKULICZ, *zur Iodoformbehandlung*.

N° 2. LEOSCHIN, *zur Iodoformbehandlung bei ovariotomien*.

N° 3. M. SCHEDE, *zur Frage von der Iodoformvergiftung*.

N° 7. HOEFTMANN, *Iodoformintoxication*.

N° 8. KŒNIG, *Die giftigen Wirkungen des iodoforms etc*.

N° 10. GŒRGES, *zur Iodoformbehandlung*.

N° 11. MOSETIG-MOORHOF, *zur frage des Iodoforms-vergiftung*.

N° 12. MIKULICZ, DELBASTAILLES *und* TROISFONTAINES, *Iodoform*.

N° 14 et N° 15. KOCHER, *Iodoformvergiftung und die Bedentung des Iodoforms fur die Wundbehandlung*.

N° 16. ASCHEMBRANDT, *Iodoformpneumonie*.

N° 17. BUM, *Iodoformvergiftung*.

N° 18. LEISRINK, *Iodoformgaze*. CZERNI, *Iodoformvergiftung und Karbolmarasmus*. MANN, BOYER, SCHUCKING, *Iodoform*.

12

N° 23. MASKE, *Beitrag zur Kasuistik des synovialtuber-culose und zur Iodoformfrage.*

LE DENTU *Du pansement à l'iodoforme et de ses dangers.* Paris, 1882.

LISTER . . *Chirurgie antiseptique, Théorie des germes.* (Traduction Borginon). 1882.

TRIPIER (LÉON). *Leçons cliniques sur les pansements antiseptiques.* 1882.

SURJUS . . *De la vulvite diphtéroïdique. Trait. par l'iodof.* Thèse. Lyon, 1882.

ARLOING . *Leçons sur les anesthésiques.* Lyon, 1882.

ROHMER . *Pansement à l'iodof.* in *Revue de Chirurgie.* 10 juillet 1882.

Lyon. — Iup. Duc et Demaison, Grande Rue de la Guillotière, 101

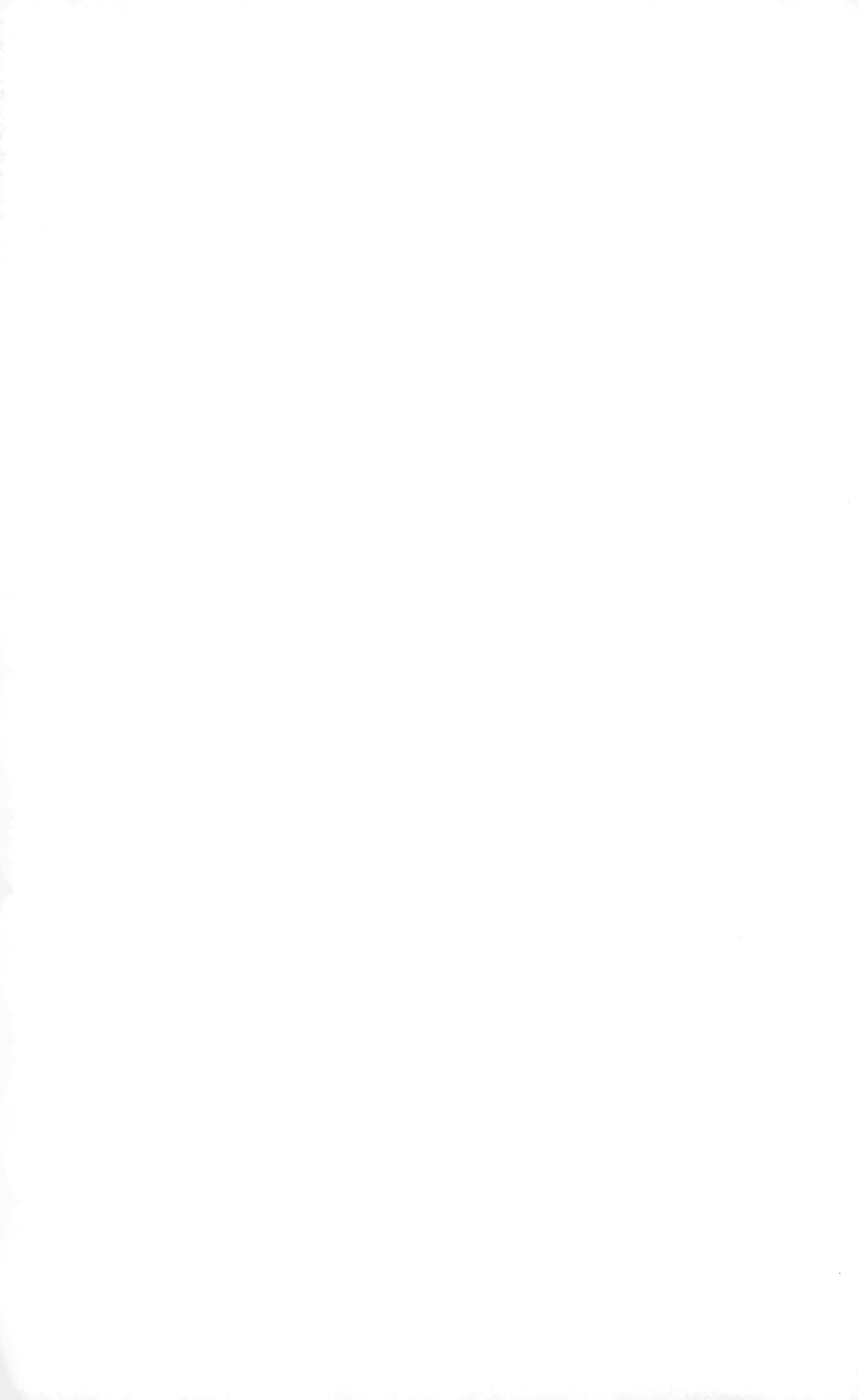

BIBLIOTHEQUE NATIONALE DE FRANCE